YOGA

TOUT PIGER EN UN SEUL LIVRE

Création maquette et mise en pages : Bénédicte Souffrant - PCA-CMB.

ISBN : 978-2-7029-3007-6

www.editions-tredaniel.com
info@guytredaniel.fr
www.facebook.com/tredaniel.bienvivre
@tredaniel_bienvivre

Julie Van Nieuwenhuyse

YOGA

TOUT PIGER EN UN SEUL LIVRE

LE COURRIER
DU LIVRE

27, rue des Grands-Augustins
75006 Paris

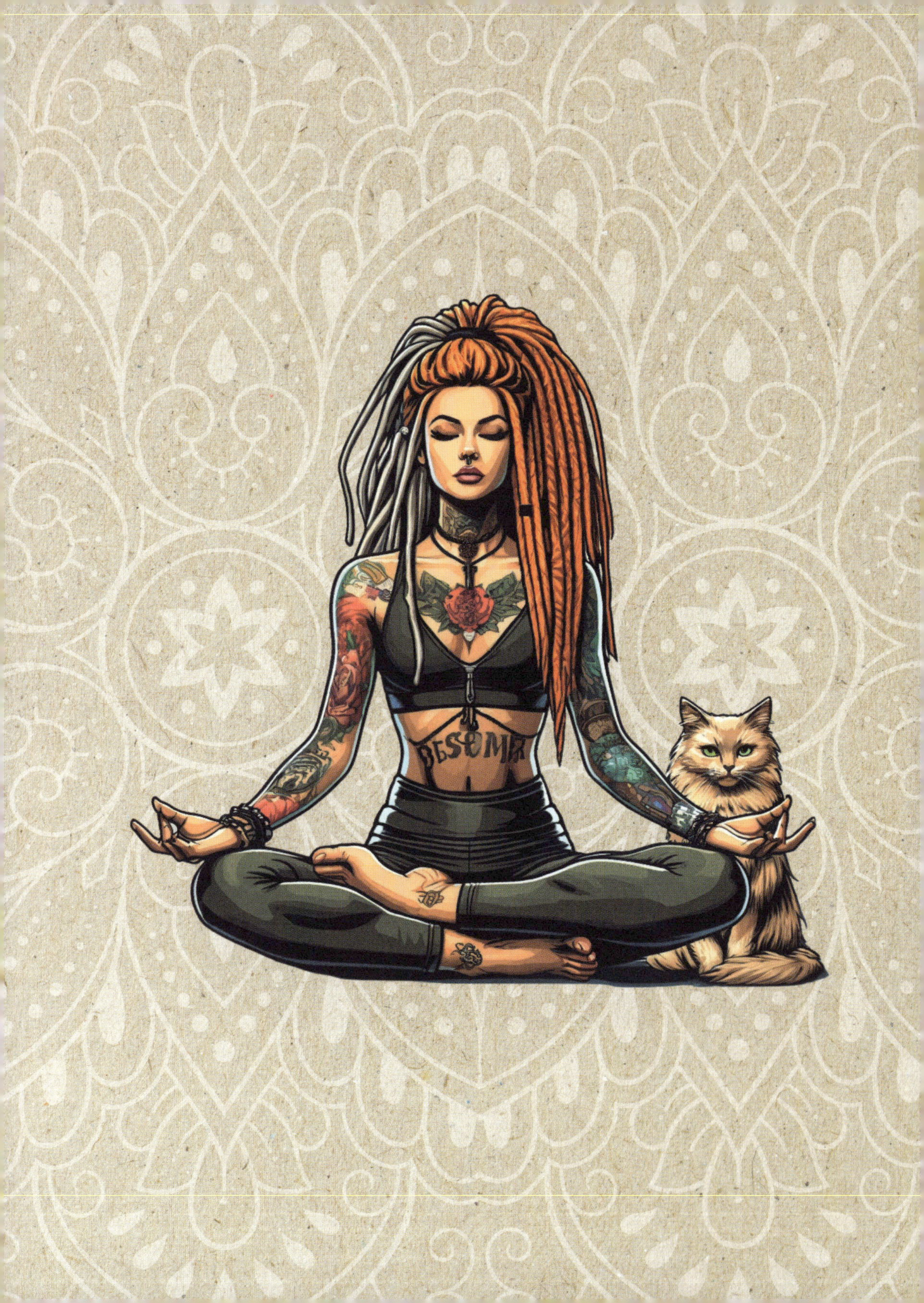

À vous, mes élèves, qui faites briller le sens de mon enseignement,
À vous, mes proches, qui me soutenez sans relâche à chaque étape,
À vous, ma famille, qui m'avez offert la confiance et l'amour nécessaires pour avancer,

Que ce livre soit une humble offrande, un merci sincère pour toutes ces fois où vous avez cru en moi. Votre présence à mes côtés est ce qui donne du sens à ce chemin de yoga et de vie.

XOXO, Julie

SOMMAIRE

Introduction
YOGA WITH JULIE 11

Présentation de l'auteure : *Who am I?* 13
Une approche moderne et décontractée du yoga 15
Comment lire ce bouquin : conseils pour les lecteurs 17

Part One
BACK TO BASICS 19

Chapitre 1 • Le yoga, *quèsaco* ? 21
Chapitre 2 • Les fondamentaux du yoga 27

Part Two
YOGA & MIND 33

Chapitre 3 • Le yoga pour les stressés de la vie 35
Chapitre 4 • La méditation, c'est chiant ? 45
Chapitre 5 • Le yoga pour rester *focus* 53

Part Three
YOGA & SPIRIT 59

Chapitre 6 • La spiritualité, ce n'est pas que pour les illuminés 61
Chapitre 7 • Nos *best friends* : les chakras 67
Chapitre 8 • Des petits rituels *spirits* 75

Part Four
YOGA & BODY 81

Chapitre 9 • L'anatomie, sans avoir un doctorat en médecine 83
Chapitre 10 • *Flexibility & Strength* 89
Chapitre 11 • Yoga pour un *body* au top du top 101

Part Five
YOGA & FOOD 109

Chapitre 12 • *Quid* de la bouffe ? 111
Chapitre 13 • Yogi & *Food* 117
Chapitre 14 • Intox & Détox 133

Part Six
YOGA & YOU 141

Chapitre 15 • La pratique perso 143
Chapitre 16 • Le yoga en dehors de ton tapis 153
Chapitre 17 • Le cheminement personnel dans le yoga 161

Annexe
POUR ALLER PLUS LOIN 165

Programme de yoga débutant : un jour, une page 167
Remerciements 181
Pour me retrouver 183

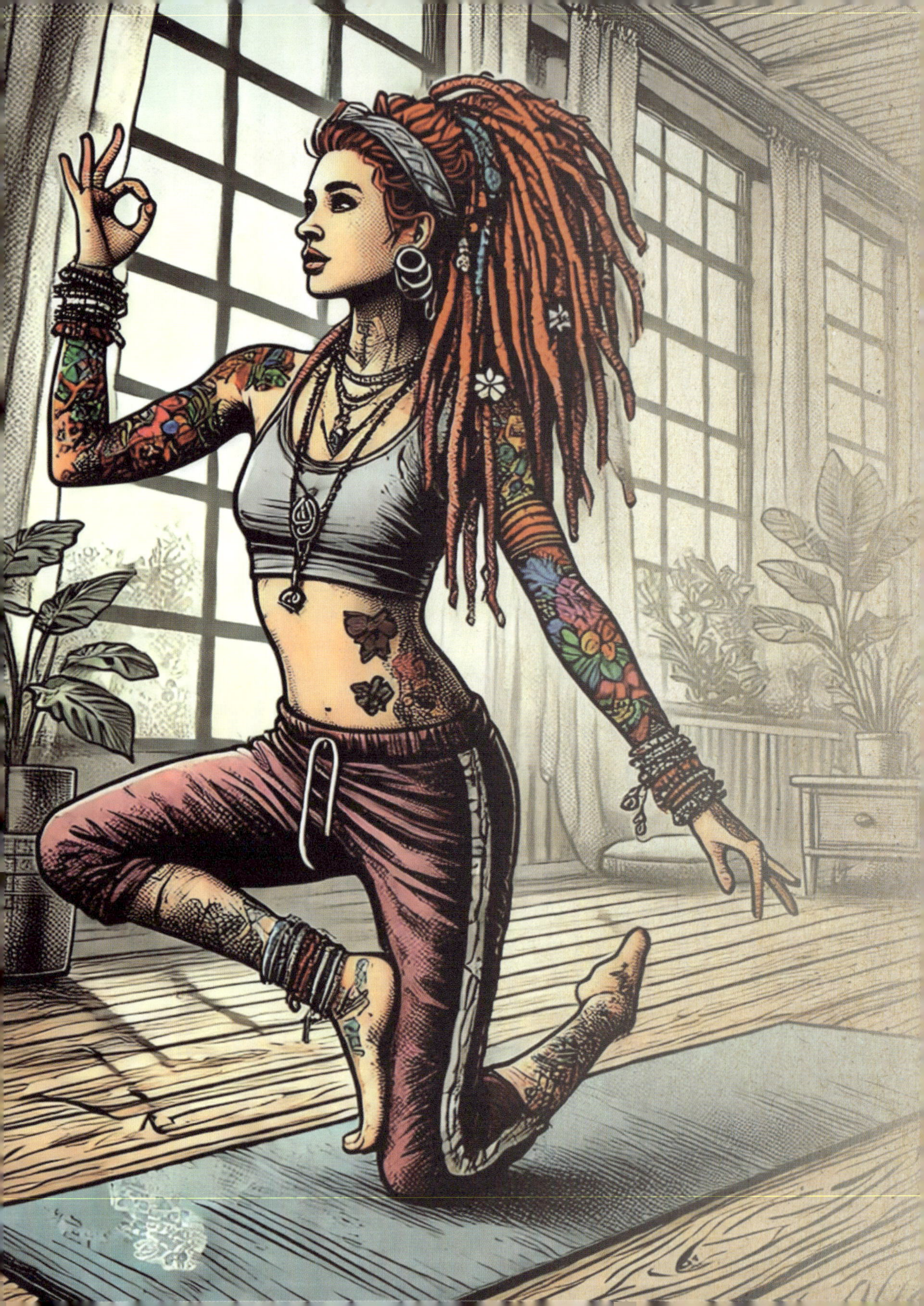

Introduction

YOGA WITH JULIE

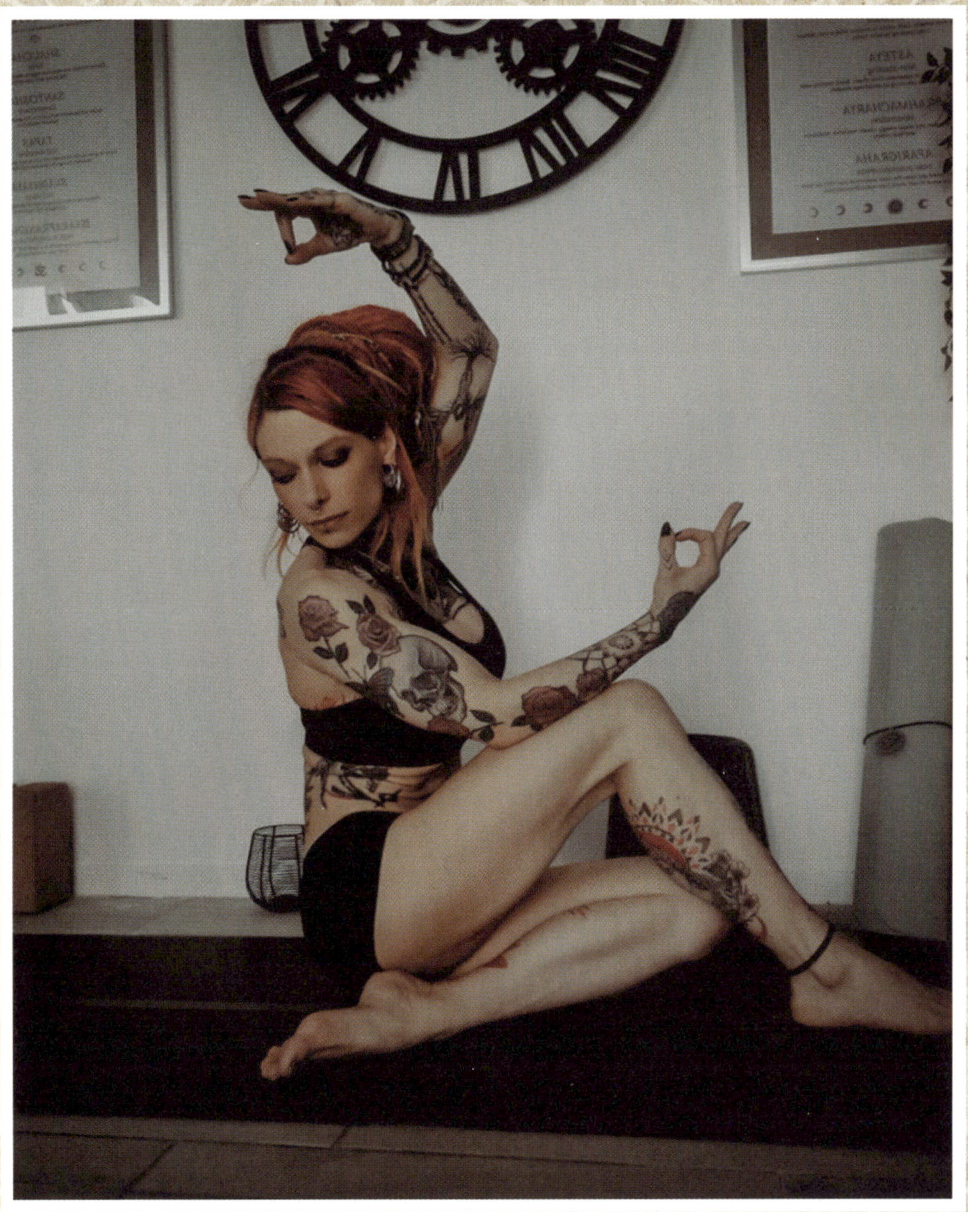

PRÉSENTATION DE L'AUTEURE : *WHO AM I?*

Salut ! Moi, c'est Julie. Je suis tombée dans le yoga il n'y a pas loin de dix ans. Mon parcours ? Pas besoin de sortir les violons, je te raconte ça tranquille. Comme beaucoup, j'avais un boulot stressant, des journées à rallonge et un besoin urgent de retrouver un peu de paix dans ma vie. J'ai essayé la course à pied, la lecture de romans zen, mais rien n'a vraiment fonctionné. Un jour, un ami m'a traînée à un cours de yoga. Honnêtement, j'étais sceptique, mais j'ai quand même tenté le coup.

Je me souviens encore de ce premier cours : moi, incapable de toucher mes orteils, essayant de ne pas tomber pendant les postures. Malgré la maladresse, j'ai ressenti quelque chose de différent : un calme et une sérénité que je n'avais jamais expérimentés auparavant. Petit à petit, je suis devenu accro. Ce qui a commencé comme une simple activité pour déstresser est devenu une véritable passion, et, finalement, une vocation.

Aujourd'hui, après des années de pratique et de formation, je suis professeure de yoga. J'ai eu la chance de rencontrer des enseignants incroyables, de participer à des retraites enrichissantes et, surtout, de voir les bienfaits du yoga sur mes élèves et moi. Ce livre, c'est le fruit de ce parcours.

Mon but est de partager avec toi ce que j'ai appris, de rendre le yoga accessible et fun. Mais je veux surtout te montrer que oui, toi aussi, tu peux trouver ta paix intérieure sans devenir un moine tibétain.

Alors, prêt à embarquer dans cette aventure avec moi ? Allez, *let's go* !

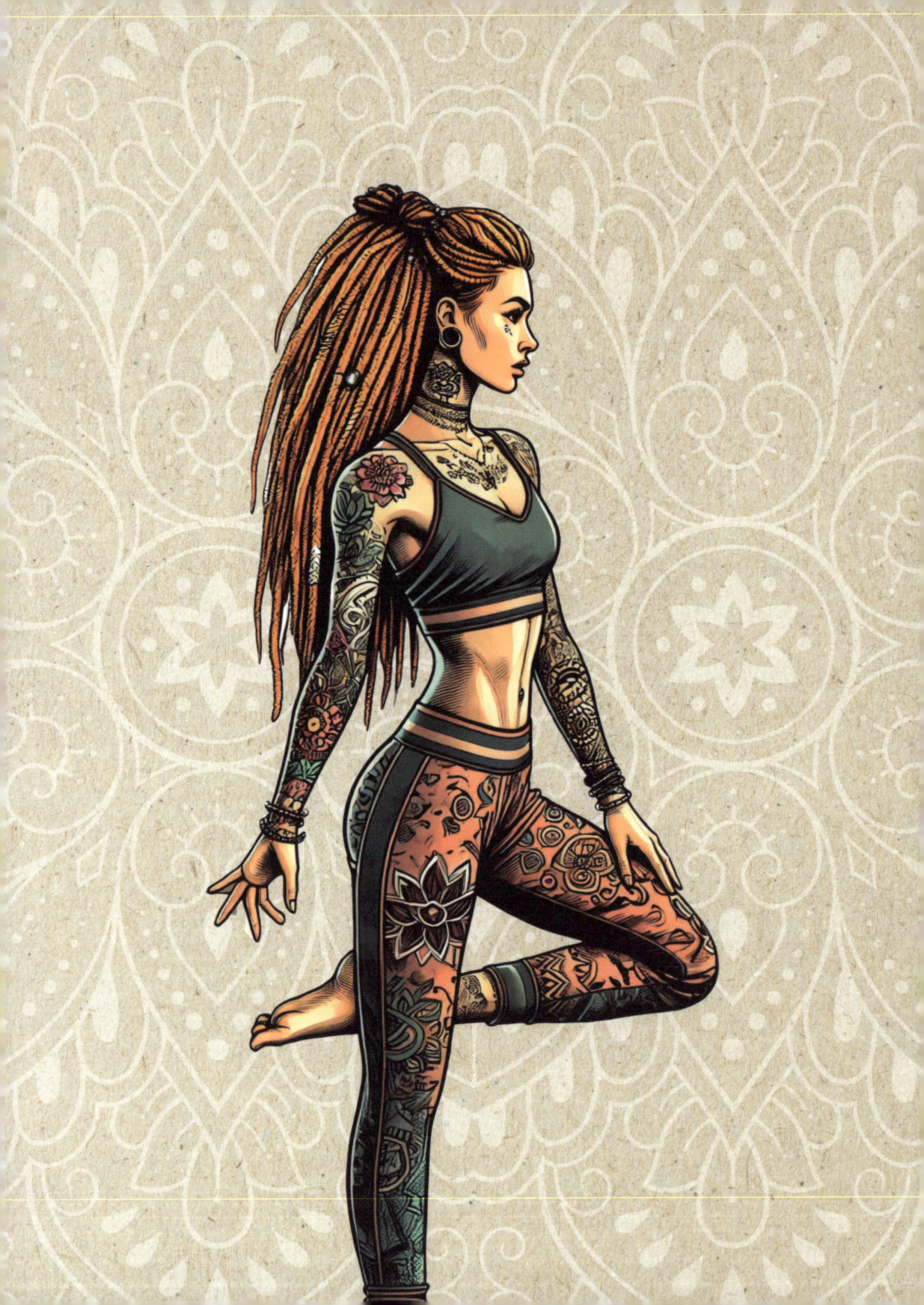

UNE APPROCHE MODERNE ET DÉCONTRACTÉE DU YOGA

Finis les clichés du yogi perché sur une montagne. Ici, on parle yoga urbain, yoga pour la vraie vie. Tu sais, celle où on jongle entre le boulot, les courses, les amis, et les séries sur Netflix.

Mon but ? Te donner les clés pour intégrer le yoga dans ton quotidien sans prise de tête. On va oublier les images stéréotypées des yogis en pleine méditation transcendantale dans des temples sacrés.

Le yoga que je te propose, c'est celui que tu peux pratiquer dans ton salon, au bureau, ou même dans le parc du coin. C'est un yoga décontracté, accessible à tous et, surtout, adapté à notre mode de vie moderne.

Ce livre va te guider pas à pas pour que le yoga devienne une partie naturelle de ta routine quotidienne. On va y aller doucement, avec des explications claires, des exercices pratiques et des conseils pour t'aider à rester motivé. Le tout, sans se prendre trop au sérieux.

Que tu sois complètement novice ou que tu aies déjà quelques cours à ton actif, tu trouveras ici des techniques et des astuces pour améliorer ta pratique et en tirer tous les bienfaits. Et, surtout, on va s'amuser. Parce que le yoga, c'est aussi ça : prendre soin de soi, tout en prenant du plaisir.

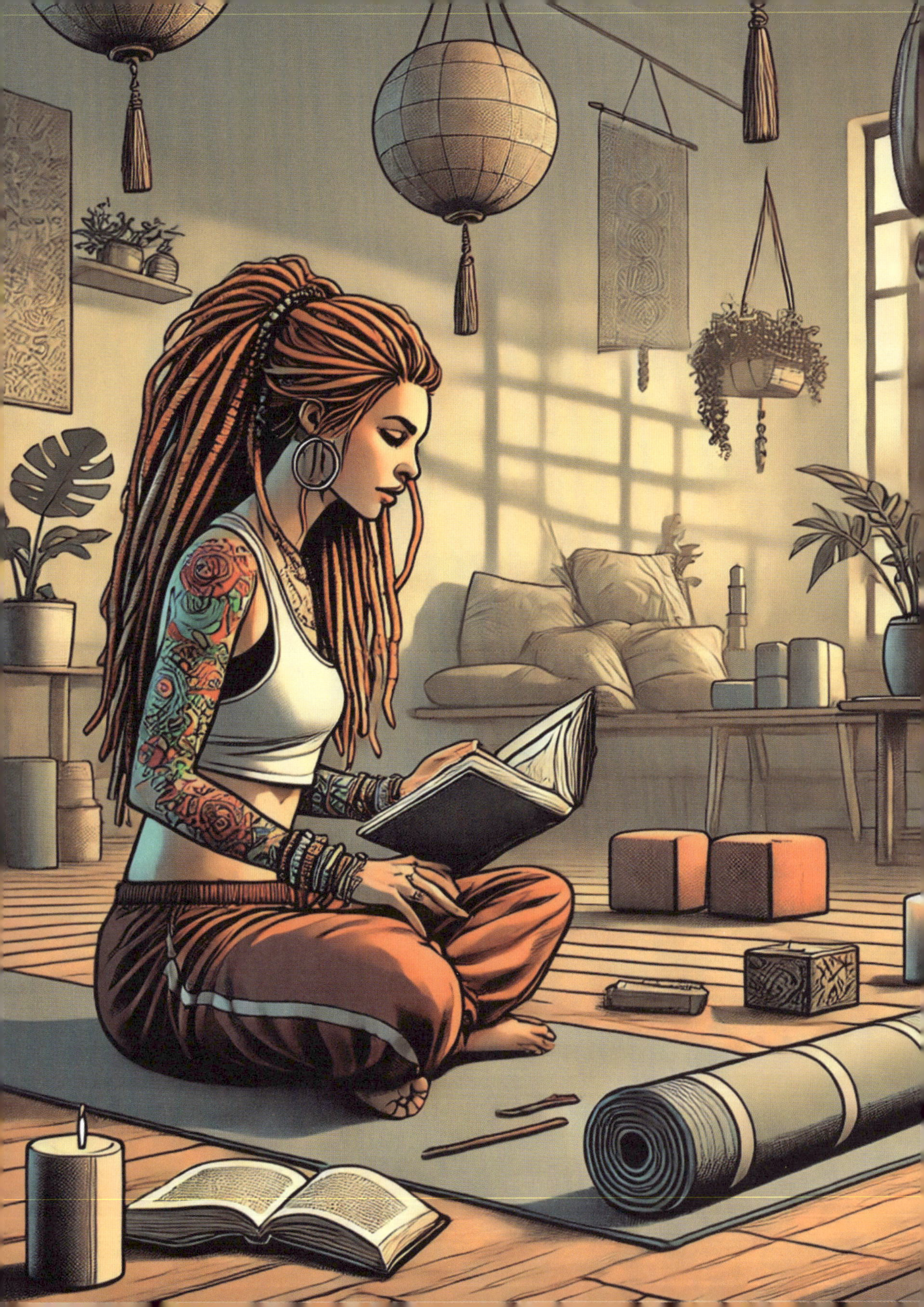

COMMENT LIRE CE BOUQUIN : CONSEILS POUR LES LECTEURS

Tu peux lire ce livre de A à Z ou y picorer les chapitres qui t'intéressent. Le maître mot : s'amuser en apprenant. Ce livre est conçu pour être aussi flexible que tu le deviendras avec la pratique du yoga.

Chaque chapitre est autonome, donc si une partie te parle plus qu'une autre, n'hésite pas à commencer par là. Tu veux améliorer ta flexibilité avant tout ? Rendez-vous directement au chapitre sur la flexibilité et la force. Tu cherches des techniques pour gérer le stress ? Va voir la partie sur le yoga pour les « stressés de la vie ».

Prends ce qui te parle et laisse le reste. Peut-être que tu reviendras plus tard à un chapitre que tu as laissé de côté. Ce livre est un compagnon de route, pas un manuel scolaire. Fais-le vivre à ton rythme.

N'oublie pas d'expérimenter. Le yoga est une pratique personnelle et chaque corps est unique. Adapte les conseils et les exercices à tes besoins et à ton ressenti. Si une posture ne te convient pas, essaies-en une autre. L'important, c'est de rester à l'écoute de ton corps et de t'amuser.

Et surtout, ne te prends pas trop au sérieux. Le yoga, c'est aussi une façon de se reconnecter à soi-même en toute simplicité.

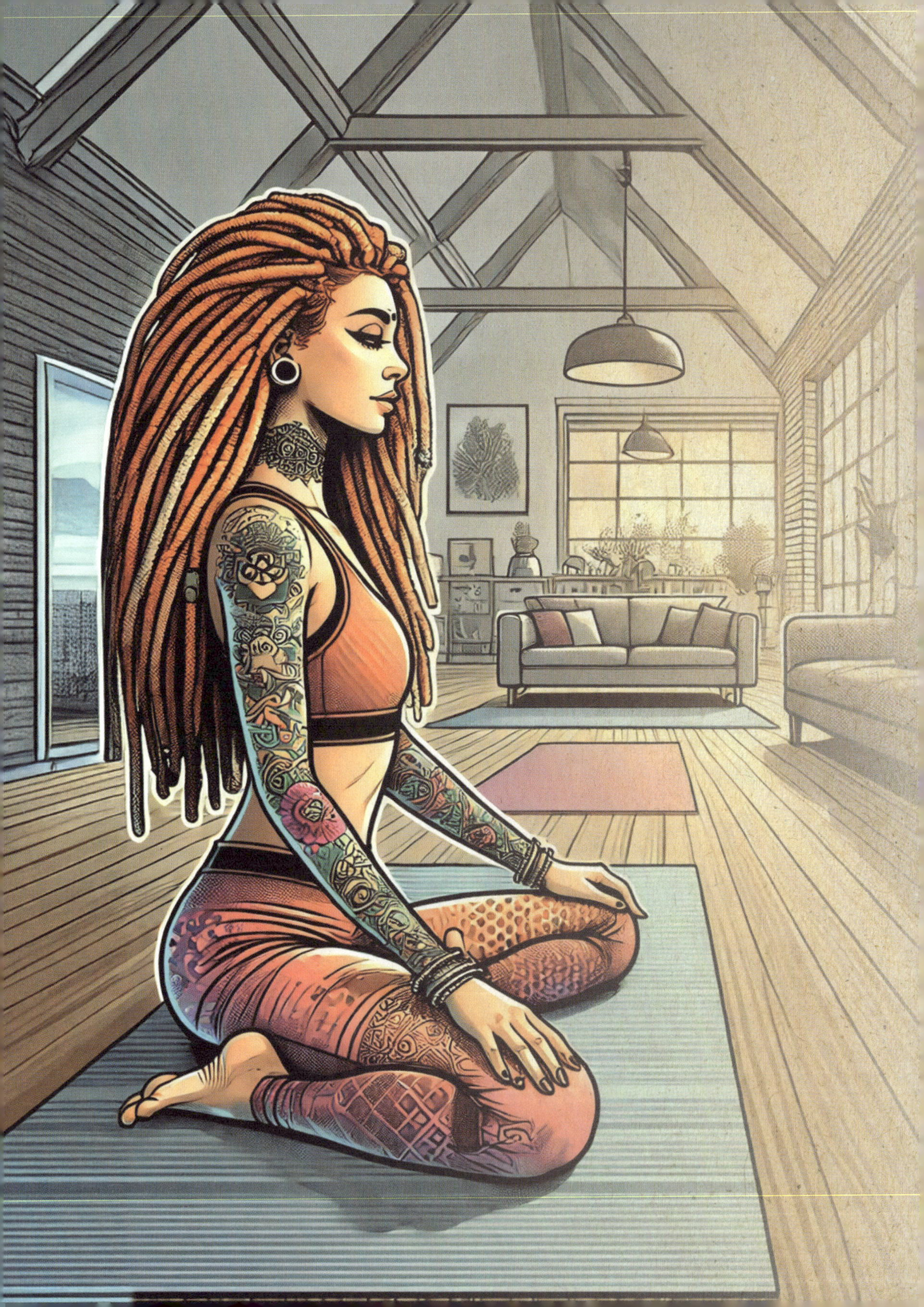

Part One

BACK TO BASICS

Chapitre 1

LE YOGA, QUÈSACO?

L'histoire du yoga sans lire cinquante bouquins

Tu n'as pas envie de te plonger dans des tonnes de livres sur l'histoire du yoga ? Résumé express : le yoga date de plusieurs millénaires et vient d'Inde. Voilà, maintenant, tu sais l'essentiel !

Mais bon, je vais quand même t'en dire un peu plus. Le yoga est apparu dans les textes sacrés de l'Inde ancienne, les Vedas, il y a environ 5000 ans. Ces textes parlent de pratiques et de rituels qui sont à l'origine de ce que l'on connaît aujourd'hui comme le yoga.

Ensuite, on a les Upanishads et la Bhagavad-Gita, qui approfondissent la philosophie du yoga. Pas de panique, tu n'as pas besoin de lire ces textes pour pratiquer le yoga. Disons simplement qu'ils posent les bases de concepts comme la méditation et la connexion spirituelle.

Le grand tournant, c'est quand Patañjali, un sage indien, a compilé les Yoga-Sûtras il y a environ 2000 ans. Ce texte est une sorte de guide pratique en 196 aphorismes qui résument la philosophie du yoga. Patañjali y décrit les huit « membres » du yoga, qui sont comme un plan pour atteindre l'illumination. Là encore, ne t'inquiète pas, on va y aller doucement.

Au fil des siècles, le yoga a évolué et s'est diversifié en différents styles, chacun ayant ses particularités. De nos jours, on trouve des formes de yoga adaptées à tous les goûts et à tous les niveaux, du plus traditionnel au plus moderne.

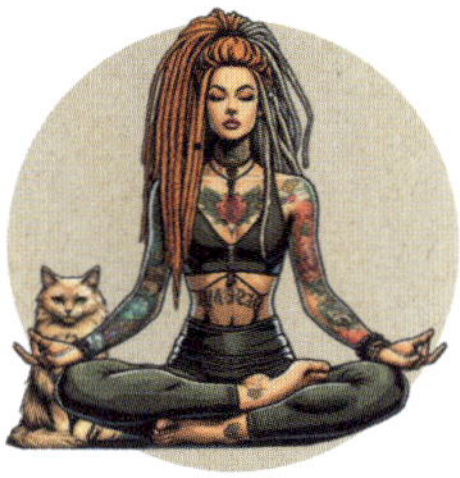

« Et voilà, l'histoire du yoga en quelques lignes. Pas besoin de passer ta vie dans une bibliothèque pour comprendre que le yoga est une pratique ancienne, riche et variée. Elle s'est adaptée à travers le temps pour nous offrir la discipline que nous pratiquons aujourd'hui. »

Yoga, oui ! Mais lequel ?

Il existe plein de styles de yoga, ce n'est pas toujours facile de s'y retrouver. Alors, laisse-moi te faire un petit tour d'horizon pour t'aider à choisir celui qui te correspond le mieux.

- ***Hatha* yoga :**

  C'est le yoga de base, parfait pour commencer en douceur. On y apprend les postures, les *asanas*, et la respiration, le *pranayama*. Les séances sont généralement lentes et posées, idéales pour se familiariser avec les fondamentaux du yoga.

- ***Vinyasa* yoga :**

  Si tu aimes bouger et que tu cherches quelque chose de plus dynamique, le *vinyasa* est fait pour toi. Dans cette pratique, on enchaîne les postures de manière fluide en synchronisant chaque mouvement avec la respiration. C'est cardio, ça réchauffe et ça fait du bien.

- ***Ashtanga* yoga :**

  Destiné aux *warriors*, à ceux qui aiment les défis. L'*ashtanga* est une pratique intense et rigoureuse, avec des séries de postures fixes à répéter. Ça demande de l'endurance et de la discipline. En revanche, les résultats sur le corps et l'esprit sont impressionnants.

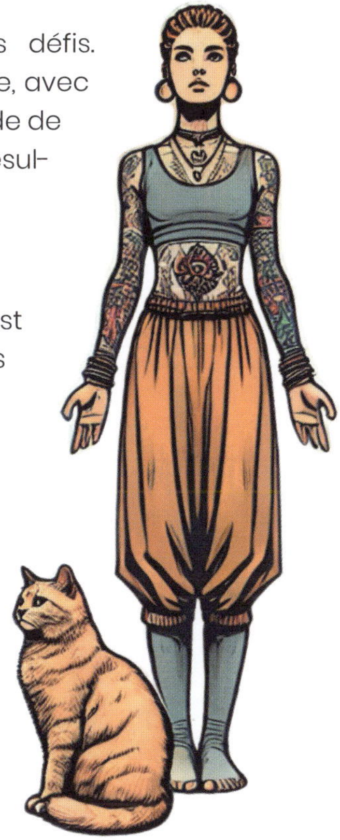

- ***Yin* yoga :**

  À l'opposé du *vinyasa* et de l'*ashtanga*, le *yin* est tout en lenteur et en relâchement. On tient les postures pendant plusieurs minutes pour travailler en profondeur sur les tissus conjonctifs et les articulations. C'est l'option parfaite pour se détendre et améliorer la flexibilité.

- ***Kundalini* yoga :**

  Si tu as envie d'explorer une dimension plus spirituelle, cette approche pourrait t'intéresser. Au programme : un assemblage de postures, respirations, mantras et méditations pour activer l'énergie profonde. Prépare-toi à un véritable voyage en toi-même.

- ***Bikram* yoga :**

  Pour ceux qui aiment suer. Les séances se déroulent dans une salle chauffée à 40 °C et suivent une série de 26 postures fixes. C'est un véritable défi physique, parfait pour détoxifier le corps.

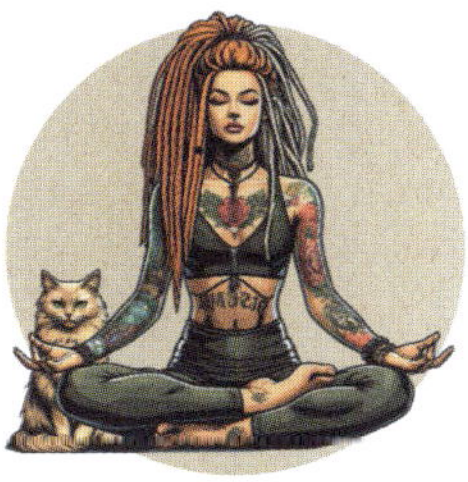

« Chaque style de yoga a ses spécificités et ses bienfaits. L'important, c'est de trouver celui qui correspond à tes envies et à tes besoins du moment. Et rien ne t'empêche de varier les plaisirs et d'essayer plusieurs styles. Après tout, le yoga, c'est aussi une aventure personnelle. »

Mythes et réalités sur le yoga

Non, il ne faut pas être super souple pour faire du yoga. Et, oui, tout le monde peut s'y mettre, peu importe l'âge ou la condition physique.

Déboulonnons quelques mythes ensemble :

Mythe 1 : « Il faut être super souple pour faire du yoga. »

Réalité : absolument pas ! La souplesse vient avec la pratique. Le yoga est justement là pour améliorer ta flexibilité au fil du temps. Tu n'as pas besoin de toucher tes orteils dès le premier jour. Chaque corps est différent, et le yoga s'adapte à tes capacités, pas l'inverse.

Mythe 2 : « Le yoga, c'est seulement pour les nanas. »

Réalité : le yoga, c'est pour tout le monde. Hommes, femmes, jeunes, vieux, athlètes ou sédentaires, tout le monde peut bénéficier des bienfaits du yoga. D'ailleurs, certains des plus grands maîtres de yoga sont des hommes.

Mythe 3 : « Il faut être jeune pour pratiquer le yoga. »

Réalité : le yoga n'a pas d'âge. Que tu aies 20, 40 ou 70 ans, tu peux commencer le yoga à tout moment de ta vie. Il existe des styles adaptés à chaque tranche d'âge et à toutes les conditions physiques.

Mythe 4 : « Le yoga, c'est trop facile ! »

Réalité : le yoga peut être aussi doux qu'intense, selon ce que tu souhaites. Il y a des styles très relaxants comme le *yin* ou le *restorative* yoga, mais aussi des pratiques très dynamiques et exigeantes comme l'*ashtanga* ou le *power* yoga. À toi de choisir ce qui te convient.

Mythe 5 : « Il faut des vêtements et du matériel de pro pour faire du yoga. »

Réalité : non, un simple tapis de yoga suffit pour commencer. Pas besoin de dépenser une fortune en vêtements de sport. Porte quelque chose de confortable qui ne limite pas tes mouvements, et tu seras prêt à t'y mettre.

Mythe 6 : « Le yoga, c'est simplement des étirements. »

Réalité : le yoga, c'est bien plus que ça. C'est une pratique complète qui travaille le corps, l'esprit et l'âme. Il combine des postures physiques (*asanas*), des techniques de respiration (*pranayama*), de la méditation et des principes philosophiques.

Mythe 7 : « Le yoga n'est pas un vrai sport ! »

Réalité : détrompe-toi. Le yoga peut être un exercice très complet. Il permet aussi bien de renforcer les muscles que d'améliorer la souplesse, l'équilibre et l'endurance. Des styles comme le *vinyasa* ou le *power* yoga sont de véritables entraînements pour le cardio.

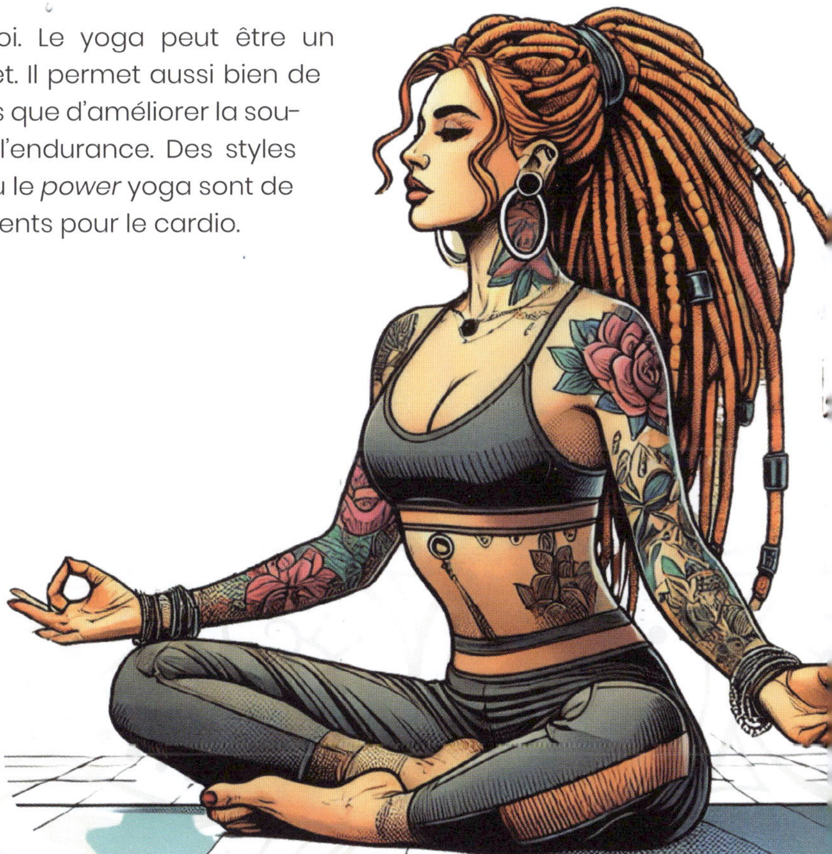

Chapitre 2

LES FONDAMENTAUX DU YOGA

Un peu de philo mais pas trop (promis)

Yama, niyama, asana, pranayama... Tous ces termes te font peur ? Pas de panique, on va décortiquer tout ça ensemble, tranquillou ! Juste ce qu'il faut pour piger le truc rapidement.

Le yoga ne se résume pas aux postures acrobatiques que l'on voit sur Instagram. Il repose sur des principes philosophiques qui peuvent vraiment enrichir ta pratique et ta vie quotidienne. Voici une version simplifiée des huit parties, des huit « membres », du yoga, selon Patañjali.

Les ***Yamas*** (les restrictions) sont les règles de conduite envers les autres. Il y en a cinq à respecter :

- *Ahimsa* : la non-violence. Sois gentil avec les autres, et avec toi-même.
- *Satya* : la vérité. Être honnête, ça aide toujours.
- *Asteya* : ne pas voler. Respecte les biens des autres.
- *Brahmacharya* : la modération. Utilise ton énergie de manière équilibrée.
- *Aparigraha* : ne pas être avide. Apprends à te contenter de ce que tu as.

Les ***Niyamas*** (les observances) sont les pratiques personnelles. Encore cinq :

- *Saucha* : la pureté. Prends soin de toi et de ton environnement.
- *Santosha* : le contentement. Accepte et apprécie ce que tu as.
- *Tapas* : la discipline. Parfois, il faut un peu se pousser.
- *Svadhyaya* : l'étude de soi. Apprends à te connaître.
- *Ishvara Pranidhana* : la dévotion. Aie confiance en quelque chose de plus grand.

Asana (les postures) : c'est ce que tu connais probablement déjà. Les postures physiques qui renforcent et assouplissent le corps.

Pranayama (la respiration) : ce sont les techniques de contrôle de la respiration. Inspirer, expirer, répéter. Simple, mais puissant.

Pratyahara (le retrait des sens) : apprendre à se détacher des distractions extérieures pour se concentrer sur l'intérieur. Un peu de calme dans ce monde de brutes.

Dharana (la concentration) : se concentrer sur un seul point. Que ce soit une flamme de bougie, un mantra, ou même ta respiration.

Dhyana (la méditation) : la concentration prolongée mène à la méditation. C'est l'art de rester centré et calme, même quand le monde autour de toi est chaotique.

Samadhi (l'illumination) : le but ultime, l'union avec le divin, ou simplement un état de bonheur parfait. Pas de pression, c'est un voyage.

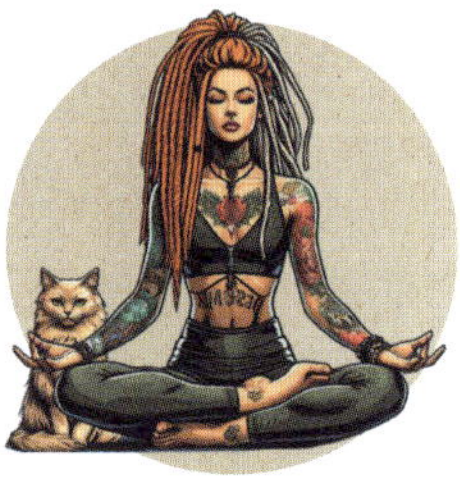

“Voilà, c'étaient les bases philosophiques du yoga version *easy*. Juste de quoi comprendre que le yoga, qui est bien plus que se tortiller sur un tapis. C'est une manière de vivre, de penser et d'être. *Don't stress:* on va avancer pas à pas, à ton rythme.”

Tiens-toi droit et respire

La posture et la respiration sont les bases !

On va voir comment bien se tenir et respirer comme un pro, sans se casser la tête. En yoga, on ne « tombe » pas dans sa posture. On engage chaque partie du corps.

La posture *Tadasana* (la montagne)

Commençons par la base de toutes les postures : *Tadasana*, la posture de la montagne. Pourquoi la montagne ? Parce que c'est stable, ancré, et imposant.

Voilà comment faire :

- Pieds : place tes pieds parallèles l'un à l'autre, écartés de la largeur des hanches. Ancre-les bien dans le sol, comme si tu avais des racines.
- Jambes : engage légèrement les muscles des cuisses. Ne verrouille pas les genoux, garde-les légèrement fléchis.
- Hanches : rentre le bas du ventre pour aligner le bassin. Imagine une ligne droite du bas de ton dos jusqu'au sommet de ta tête.
- Dos : allonge la colonne vertébrale. Imagine que quelqu'un tire un fil au sommet de ta tête vers le ciel.
- Épaules : détends-les et fais-les rouler vers l'arrière et vers le bas. Tes omoplates doivent se rapprocher légèrement.
- Bras : laisse tes bras pendre naturellement le long du corps, les paumes tournées vers l'avant.
- Tête : garde le menton parallèle au sol et regarde droit devant toi.

BRAVO!

Voilà, tu es une montagne. Stable, ancré et prêt à affronter le monde.

La respiration : *pranayama* pour les nuls

La respiration, c'est le cœur du yoga. Voici quelques techniques fastoches pour respirer comme un *Master of yoga* !

Technique de respiration diaphragmatique (abdominale) :

- Assieds-toi confortablement ou allonge-toi. Place une main sur ton ventre.
- Inspire profondément par le nez en gonflant le ventre comme un ballon.
- Expire lentement par le nez ou la bouche en laissant le ventre se dégonfler.
- Répète le processus pendant quelques minutes.

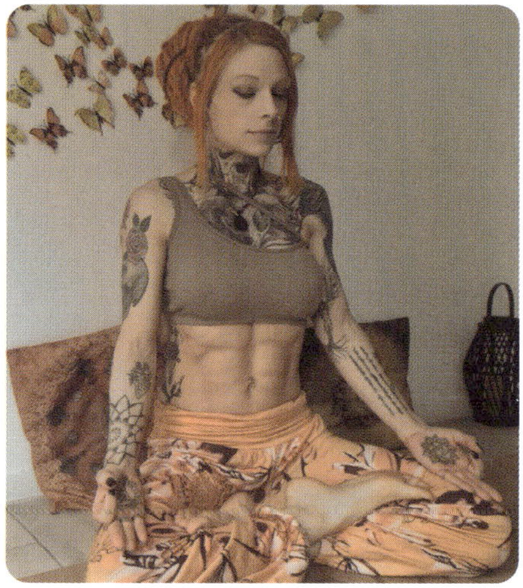

Respiration *Ujjayi* (la respiration victorieuse) :

- Inspire profondément par le nez.
- Expire lentement par le nez en contractant légèrement l'arrière de la gorge pour produire un son doux, comme une vague.
- Répète le processus pendant quelques minutes.

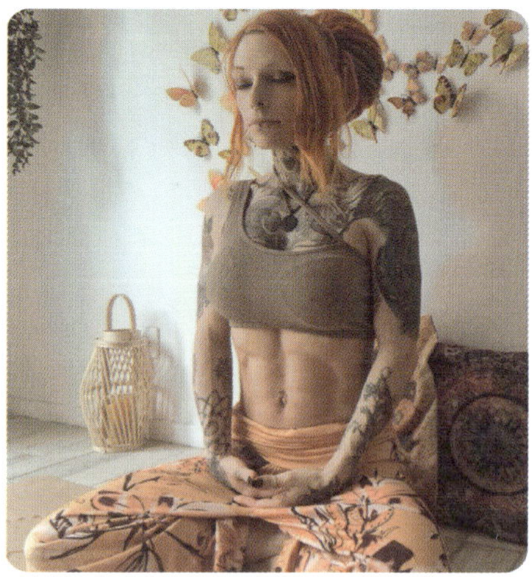

Respiration *Nadi Shodhana* (la respiration alternée des narines) :

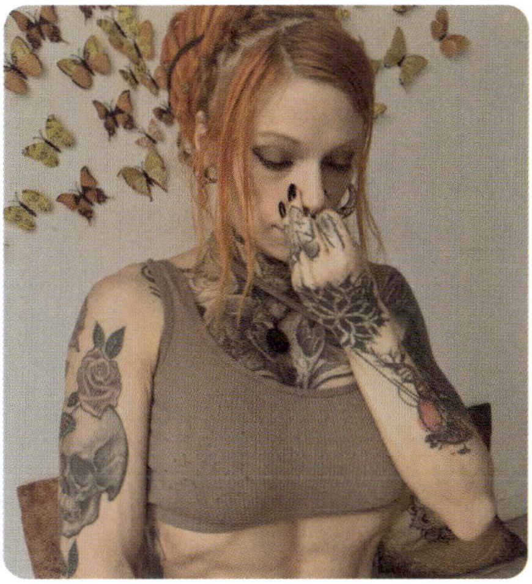

- Assieds-toi confortablement.
- Utilise le pouce droit pour fermer la narine droite. Inspire par la narine gauche.
- Ferme la narine gauche avec l'annulaire droit, puis ouvre la narine droite.
- Expire par la narine droite. Inspire par la narine droite.
- Ferme la narine droite et ouvre la narine gauche. Expire par la narine gauche.
- Répète le processus pendant quelques minutes.

Ces techniques sont simples mais incroyablement efficaces pour calmer l'esprit, réduire le stress et améliorer la concentration. Pratique-les régulièrement et tu en verras rapidement les bénéfices.

En résumé, tiens-toi droit comme une montagne et respire profondément. Ce sont les fondations de ta pratique du yoga. Avec ces bases, tu es prêt à aller plus loin en toute confiance et en toute sérénité.

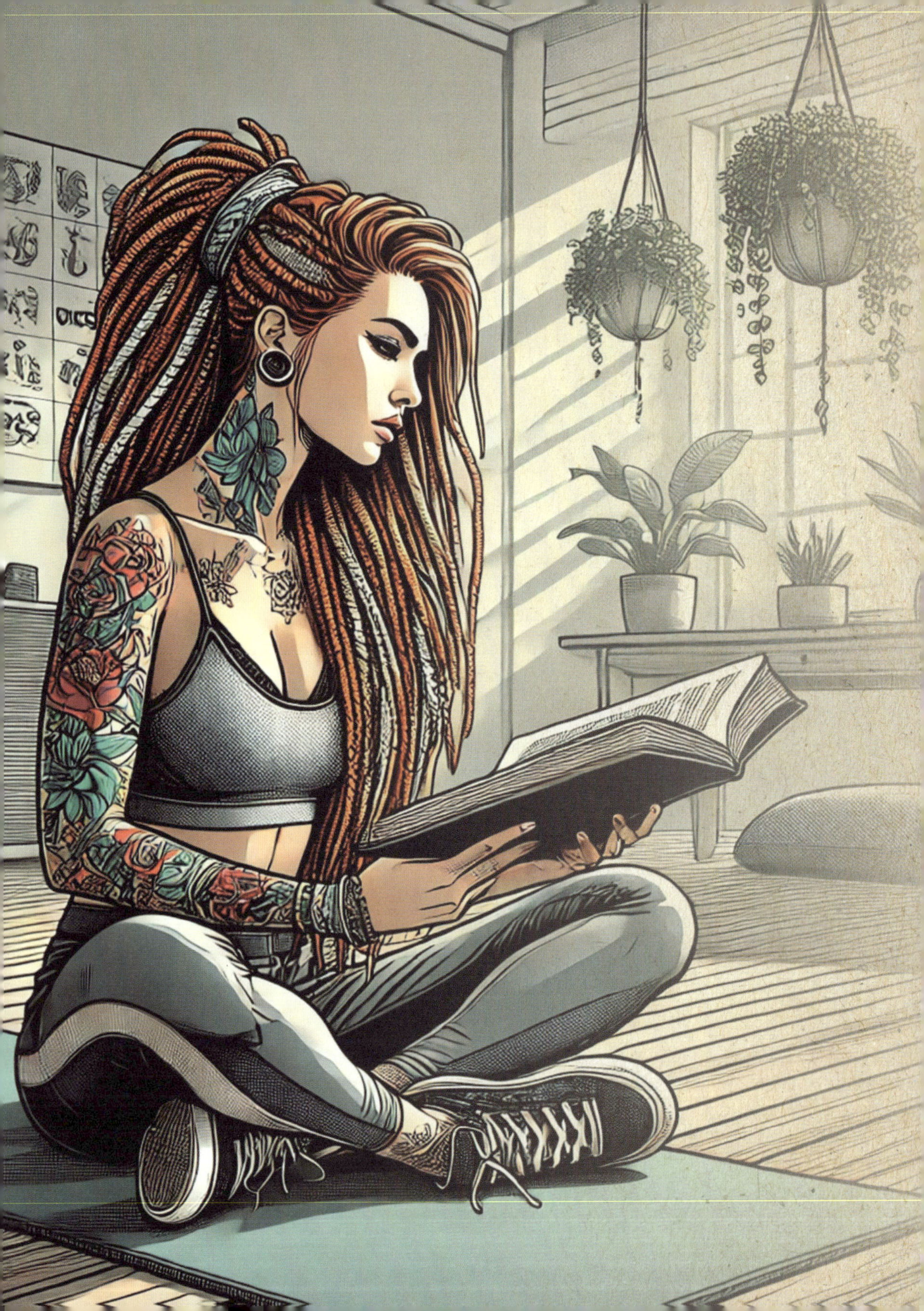

Part Two

YOGA & MIND

Chapitre 3

LE YOGA POUR LES STRESSÉS DE LA VIE

La vie moderne peut être bien mouvementée. Voici comment le yoga peut t'aider à retrouver ton calme intérieur.

Tips pour les jours où tu pars dans tous les sens

Trouve ton moment de calme

Il est essentiel de trouver un moment dans la journée où tu peux te poser tranquillement. La vie moderne est un véritable tourbillon, et s'accorder quelques minutes de calme peut faire toute la différence avant de partir complètement en vrille.

Le matin avant d'attaquer ta journée

Imagine ce moment où la maison est encore silencieuse, lorsque ta douce moitié et les gosses sont encore dans les bras de Morphée. C'est un moment magique où tu peux t'asseoir avec une tasse de thé ou de café, et simplement respirer. Prendre quelques minutes pour pratiquer le *pranayama* dès le réveil peut vraiment poser les bases d'une journée sereine. Essaye de te lever un peu plus tôt que d'habitude, juste pour avoir ce temps pour toi. Installe-toi confortablement, peut-être avec une couverture pour te réchauffer, et commence ta journée avec des respirations profondes et conscientes. C'est ton temps, rien qu'à toi.

Pendant ta pause déjeuner

La journée de travail peut être stressante et remplie de distractions. Trouver un moment de calme pendant ta pause déjeuner peut t'aider à te recentrer et à repartir du bon pied pour l'après-midi. Si tu travailles au bureau, trouve un endroit calme où tu peux t'asseoir sans être dérangé. Ça peut être une salle de repos, un coin tranquille du bureau, voire à l'extérieur si le temps le permet. Si tu travailles de chez toi, profite de cette flexibilité pour te créer un petit rituel de respiration après avoir mangé. Ferme les yeux, respire profondément, et laisse les tensions de la matinée s'évanouir. Quelques minutes suffisent pour recharger les batteries.

Le soir avant de te coucher

Après une longue journée, prendre du temps pour respirer peut vraiment t'aider à te détendre. Cela prépare ton corps et ton esprit pour une bonne nuit de sommeil. Crée une petite routine de soirée qui inclut quelques minutes de *pranayama*. Éteins les écrans, tamise les lumières, et trouve un endroit confortable où tu peux t'asseoir ou même t'allonger. Prends ce moment pour laisser aller toutes les préoccupations de la journée. Inspire profondément, expire lentement, et ressens comment ton corps et ton esprit commencent à se relaxer. Cela peut aussi améliorer la qualité de ton sommeil, te permettant de te réveiller frais et disponible le lendemain.

Quelques *tips* supplémentaires en cadeau

Écoute ton corps et ton esprit

Parfois, le meilleur moment pour toi peut changer. Sois attentif à ce dont tu as besoin chaque jour, et adapte-toi en conséquence.

Intègre ces moments dans ta routine

Plus tu fais de ces moments une habitude, plus ils deviendront naturels. Que ce soit cinq ou trente minutes, l'important est de pratiquer régulièrement.

Sois flexible et réaliste

Ne te mets pas la pression pour trouver le moment parfait. Parfois, la perfection est l'ennemie du bien. Si tu ne peux pas avoir un moment de calme total, fais de ton mieux avec ce que tu as.

Communique avec les autres membres de la maison

Fais savoir à tes proches que tu as besoin de quelques minutes pour toi chaque jour. Ils comprendront et respecteront ton besoin de calme.

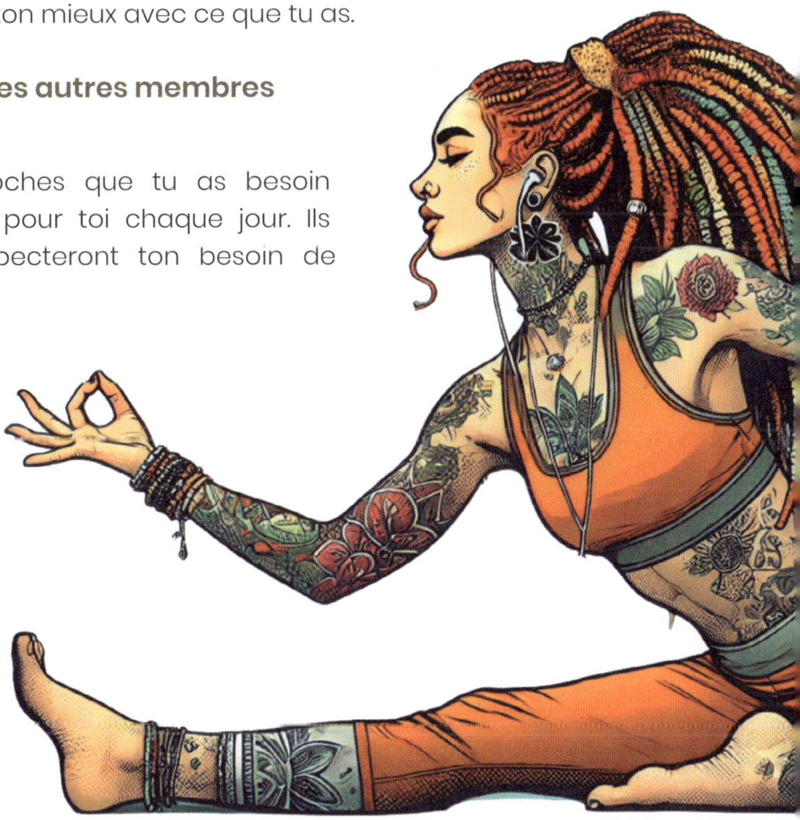

Crée ton havre de paix

Imagine-toi rentrer chez toi après une longue journée : tu as besoin d'un petit coin rien qu'à toi, un lieu pour décompresser et t'évader du tumulte quotidien. Choisis un espace où tu te sens bien – ça peut être un coin *cosy* dans ton salon, un recoin de ta chambre ou même ton bureau une fois le travail terminé. L'important, c'est de t'y sentir en sécurité et à l'aise.

Pour l'ambiance, veille à ce que l'endroit soit rangé et propice à la détente. Quelques coussins confortables, une couverture douillette et éventuellement une bougie parfumée ou un diffuseur d'huiles essentielles peuvent suffire à créer une atmosphère chaleureuse. Une touche de lavande ou de vanille, et tu te retrouves comme enveloppé dans un petit cocon relaxant. Cet espace devient alors ton sanctuaire personnel, prêt à t'accueillir chaque fois que tu as besoin de souffler.

Move your body pour être *chill and relax*

Tu connais ces journées où tu as l'impression de courir partout, la tête en ébullition, et où tu rêves juste de pouvoir appuyer sur pause ? Eh bien, c'est précisément à ce moment-là que le yoga entre en scène. Le stress, on le subit tous d'une façon ou d'une autre. Mais devine quoi ? Le yoga est l'un de ces outils qui peuvent vraiment t'aider à transformer cette boule de nerfs en une douce sensation de « tout va bien ». Dans ce chapitre, je t'explique comment utiliser le yoga pour faire redescendre la pression et, surtout, rester zen quand la vie semble faire des *loopings*.

Pourquoi yoga et stress font mauvais ménage

Le stress, c'est un peu comme un squatteur dans ta tête : il prend de la place, il fait du bruit, et il ne paie même pas de loyer. Le yoga, lui, est comme un super gentil voisin qui vient faire le ménage, t'apporter un thé réconfortant et te dire : « Respire, ça va aller. » Pourquoi ? Parce que le yoga ne se contente pas de te faire bouger le corps, il t'invite aussi à calmer et recentrer ton esprit.

Quand ton corps est tendu, c'est souvent le signe que ton mental l'est tout autant. Les tensions physiques et la charge mentale forment un cercle vicieux : plus tu es stressé, plus ton corps se crispe, et cette crispation renforce la sensation de stress. Bouger est un excellent moyen de briser ce cercle, car l'activité physique stimule la circulation sanguine, libère des endorphines et aide à relâcher les zones contractées.

Dans le yoga, les postures (ou *asanas*) sont conçues pour délier chaque recoin de ton corps. Et bonne nouvelle : pas besoin d'avoir un corps ultra-souple, ni un niveau de sportif de haut niveau pour en tirer des bienfaits. L'essentiel est de pratiquer en conscience, en prêtant attention à tes sensations et à ta respiration. À chaque inspiration, tu apportes de l'oxygène et de l'énergie dans tes muscles ; à chaque expiration, tu peux relâcher un peu plus les tensions. Petit à petit, tu permets à ton corps de s'ouvrir et à ton mental de se détendre.

Les postures-clés

1. Le chien tête en bas (*Adho Mukha Svanasana*)

COMMENT FAIRE ?

- Place-toi à quatre pattes, avec les mains juste sous tes épaules et les genoux sous tes hanches.

- Ancre bien tes paumes dans le sol, doigts écartés.
- Inspire, puis en expirant soulève tes genoux et pousse tes hanches vers le haut et vers l'arrière.
- Tes bras restent tendus (ou légèrement pliés si nécessaire) et ta tête se situe entre tes bras, dirigée vers tes genoux.
- Essaie de garder ton dos le plus long possible, sans forcer à tout prix à poser les talons au sol (si tes talons restent en l'air, pas de souci, la souplesse viendra avec le temps).

BIENFAITS

- Étire doucement les muscles du dos, des épaules et de l'arrière des jambes.
- Favorise la circulation sanguine vers la tête, ce qui peut apporter un regain d'énergie et de clarté mentale.
- Aide à renforcer les bras et le haut du corps.

2. Le pigeon *(Eka Pada Rajakapotasana)*

COMMENT FAIRE ?

- Depuis la posture du chien tête en bas, amène ton genou droit vers l'avant, entre tes mains.
- Pose le tibia droit au sol, approximativement derrière tes poignets. Ton genou droit se retrouve près de ta main droite et ton pied droit près de ta main gauche (selon ta souplesse, ton tibia sera plus ou moins parallèle à l'avant du tapis).
- Dépose ta jambe gauche allongée derrière toi en gardant le dessus du pied gauche au sol.
- Garde ton bassin de face, si besoin en plaçant un coussin ou un bloc sous la fesse droite pour rester stable et éviter de trop pencher sur un côté.
- Inspire en ouvrant la poitrine, expire en relâchant les épaules. Tu peux rester sur les mains ou les avant-bras, voire t'allonger complètement vers l'avant si ta souplesse le permet.

BIENFAITS

- Cible particulièrement l'ouverture des hanches, une zone où de nombreuses personnes accumulent des tensions et des émotions.
- Aide à soulager les lombaires en « décoinçant » la région du bassin.
- Favorise la libération de l'énergie bloquée, procurant un sentiment de légèreté et de détente mentale.

Bouger ton corps est la première étape pour faire circuler l'énergie et évacuer la tension accumulée. Chaque posture offre une fenêtre pour calmer le mental, à condition de pratiquer dans la douceur et l'écoute de soi. Inutile de forcer : l'important est d'entrer progressivement dans les *asanas*, de sentir l'étirement et la libération des tensions, et de maintenir une respiration fluide. C'est cette attention à la fois physique et intérieure qui permet de calmer l'esprit en même temps que le corps se délie.

La respiration : ta meilleure alliée

On l'oublie souvent, mais la respiration est un outil magique quand tu sais t'en servir. Quand tu es stressé, ta respiration a tendance à devenir rapide, superficielle, voire saccadée. Au yoga, on utilise la respiration (*pranayama*) pour calmer le mental et ralentir le rythme effréné dans lequel on est parfois piégé. Des exercices simples, comme la respiration alternée (*Nadi shodhana*) ou la respiration en comptant les temps, peuvent te filer un bon coup de pouce pour te sentir plus *chill*. Par exemple, avec quatre temps d'inspiration, quatre temps de rétention et quatre temps d'expiration.

Les postures « antistress » à tester

Balasana (la posture de l'enfant)

COMMENT FAIRE ?

Mets-toi à genoux sur ton tapis, tes genoux légèrement écartés et tes gros orteils en contact. Baisse le buste vers le sol et étends tes bras devant toi, paumes de mains posées au sol. Pose ton front sur le tapis si possible, sinon soutiens-le avec un coussin ou un bloc.

LES BIENFAITS

Cette posture crée un sentiment de sécurité en rapprochant le corps de la terre. Elle aide à relâcher les tensions du dos et des épaules, et encourage la respiration calme et profonde. C'est un refuge parfait pour t'apaiser quand tu te sens submergé.

Viparita Karani (les jambes contre le mur)

COMMENT FAIRE ?

Assieds-toi sur le sol, de côté, près d'un mur. Fais pivoter ton bassin pour poser tes fessiers au plus près du mur, puis allonge ton dos sur le sol en levant doucement tes jambes contre le mur. Tes bras peuvent reposer de chaque côté, paumes vers le ciel, ou sur ton ventre si tu préfères.

LES BIENFAITS

La circulation sanguine dans les jambes s'en trouve allégée et le flux retourne plus facilement vers le cœur, aidant à réduire la sensation de fatigue ou de jambes lourdes. C'est une posture tout indiquée pour décompresser rapidement et calmer le mental. Quelques minutes suf fisent pour ressentir un effet réconfortant.

Savasana (la posture du cadavre)

COMMENT FAIRE ?

Allonge-toi sur le dos, les jambes légèrement écartées et les pieds relâchés vers l'extérieur. Pose tes bras le long du corps, paumes de mains tournées vers le ciel, et veille à bien relâcher tes épaules. Ferme doucement les yeux et sens tout ton corps s'abandonner au sol.

LES BIENFAITS

C'est le moment de laisser aller toutes les tensions accumulées, tant physiques que mentales. La posture du cadavre, souvent pratiquée en fin de séance, est idéale pour intégrer les bienfaits de ta pratique. Elle favorise une relaxation profonde et laisse la respiration devenir plus lente, ce qui apaise progressivement le mental et réduit le stress.

Enchaîner ces postures ou les pratiquer séparément peut être une véritable soupape de décompression dans une journée chargée. En quelques respirations conscientes, tu peux retrouver un sentiment de sérénité et de relâchement. N'hésite pas à prolonger l'une ou l'autre posture si ton corps en ressent le besoin – chaque minute supplémentaire contribue à apaiser l'esprit et à libérer le stress.

Faire du yoga un rituel de détente

Essaye de te prévoir un petit créneau chaque jour (ou plusieurs fois par semaine) pour t'accorder une mini-séance. Elle peut être de dix minutes de salutations au soleil, un peu de *stretching*, ou même cinq minutes de respiration profonde au réveil ou avant de dormir. L'important, c'est la régularité. Au fil du temps, ton corps va comprendre que : « Ah, là ! C'est le moment où on déstresse. » Et ton esprit apprendra peu à peu à suivre le mouvement.

Emporter la *zen attitude* partout

Le but, c'est de pouvoir invoquer ce sentiment de calme n'importe quand, n'importe où. Dans la queue du supermarché, avant une réunion, ou quand ton chien (ou ton chat) décide de vomir sur ton tapis préféré. Le yoga n'est pas juste une série de postures, c'est une façon de ramener la paix dans ton quotidien.

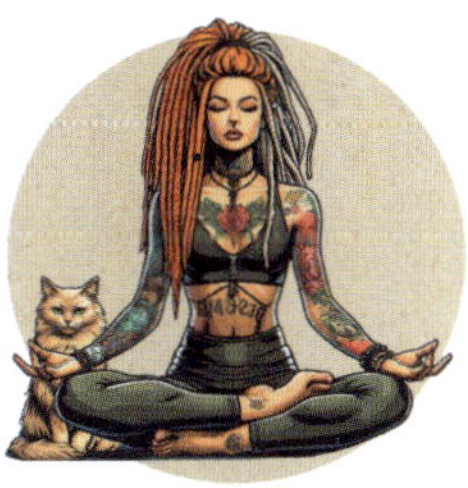

En bref, si tu te sens en mode Cocotte-minute, le yoga peut t'aider à relâcher la pression. Un corps qui bouge, un esprit qui respire, ça fait toute la différence.

N'hésite pas à tester différents styles, à expérimenter avec ta respiration et, surtout, à t'écouter.

Ta pratique est ton refuge, là où le stress n'a pas le droit de squatter.

Alors, déroule ton tapis, mets ta musique préférée (ou apprécie le silence), et profite de ce petit moment rien qu'à toi pour être un peu plus *chill & relax*.

Chapitre 4

LA MÉDITATION, C'EST CHIANT ?

Se mettre à la méditation : *not easy*

On ne va pas se mentir : quand on entend parler de méditation, on s'imagine souvent un moine en robe orange qui reste assis pendant des heures, impassible, comme s'il avait atteint un niveau divin de patience que nous autres, pauvres mortels, n'atteindrons jamais.

Et si, en plus, on nous dit : « Assieds-toi, ferme les yeux, et ne pense à rien pendant dix minutes », on est nombreux à avoir un réflexe immédiat : « Euh... Non merci. » Sauf que, paradoxalement, la méditation n'est pas faite pour « ne penser à rien ».

C'est plutôt un entraînement mental qui, avec le temps, t'aide à t'apaiser et à te recentrer. Alors oui, ça peut sembler un brin « chiant » ou déroutant au début, mais crois-moi, c'est loin d'être impossible.

Pourquoi on galère autant à méditer ?

Le truc, c'est que notre cerveau est un vrai hamster sur sa roue : il court, il court. Et ce, sans jamais vraiment s'arrêter. On est bombardé d'infos, de notifications, de pensées en rafale... Alors, quand on essaye de le calmer ne serait-ce que cinq minutes, ça peut vite ressembler à un champ de bataille. Notre esprit veut fuir, on commence à penser à la liste de courses, aux mails en retard, et on se dit : « Bon sang, j'arriverai jamais à faire ça ! »

Sauf que la méditation, c'est un peu comme apprendre à faire du vélo : au début, tu perds l'équilibre, tu te sens nul, tu te demandes pourquoi tout le monde a l'air d'y arriver sauf toi... Et puis, un jour, ça y est, tu roules, et tu te rends compte que c'était juste une question de pratique et de persévérance.

Méditer, c'est quoi au juste ?

Méditer, ce n'est pas atteindre un état de vide cosmique parfait. C'est plutôt observer ce qui se passe en toi sans t'y accrocher. C'est un entraînement de l'attention : tu portes volontairement ton *focus* sur un point (ta respiration, un son, une sensation), et quand ton esprit part en *freestyle* – ce qu'il va faire, c'est sûr –, tu le ramènes gentiment vers ton point d'ancrage, sans te juger.

Par où commencer ?

Trouve un endroit tranquille

Même si ce n'est que ta chambre, ta voiture à l'arrêt, ou un coin de ton salon, l'idée est de minimiser les distractions.

Mets-toi dans une position confortable

Ça peut être assis sur un coussin, sur une chaise, ou même allongé (attention à la sieste improvisée). Le principal, c'est d'avoir le dos droit, mais pas crispé, et de pouvoir rester quelques minutes sans trop bouger.

Fais un scan rapide

Avant de commencer, passe mentalement ton corps en revue pour relâcher les tensions (épaules, mâchoires, ventre...). Ça aide à t'installer dans le moment présent.

Concentre-toi sur la respiration

Ça reste la technique la plus simple et efficace. Observe le va-et-vient de ton souffle. Au bout de quelques secondes, ton esprit partira déjà dans tous les sens. Remarque-le, puis ramène doucement ton attention sur ta respiration.

Commence petit

Deux minutes, trois minutes, c'est déjà génial. Mieux vaut de petites séances régulières qu'une grosse séance de trente minutes par-ci par-là qui te décourage.

Comment surmonter les obstacles courants ?

« Je n'ai pas le temps. »

Essaie de te lever cinq minutes plus tôt ou médite avant de t'endormir. Tu peux aussi profiter d'un temps d'attente pour faire une mini-session. Par exemple, dans ta voiture avant d'aller bosser ou entre deux rendez-vous.

« Mes pensées ne s'arrêtent pas. »

C'est normal ! Le but n'est pas de faire le vide, mais de prendre conscience que ton esprit s'échappe et de le ramener. Chaque fois que tu le fais, tu muscles un peu plus cette capacité d'attention.

« Je m'endors. »

Ça peut arriver si tu es très fatigué. Choisis un moment de la journée où tu te sens plus alerte. Ou adopte une posture assise plus tonique, voire les yeux mi-clos plutôt que complètement fermés.

Les bienfaits (et pourquoi ça vaut le coup)

- Réduction du stress : en quelques semaines, tu peux réellement sentir plus de calme et de recul face aux situations qui te stressaient avant.
- Meilleure concentration : méditer, c'est comme entraîner un muscle. Ton *focus* s'améliore, ce qui peut t'aider dans ta vie pro comme perso.
- Apprivoiser ses émotions : au lieu de te laisser submerger par tes émotions (colère, tristesse, peur), tu apprends à les observer et à les comprendre.

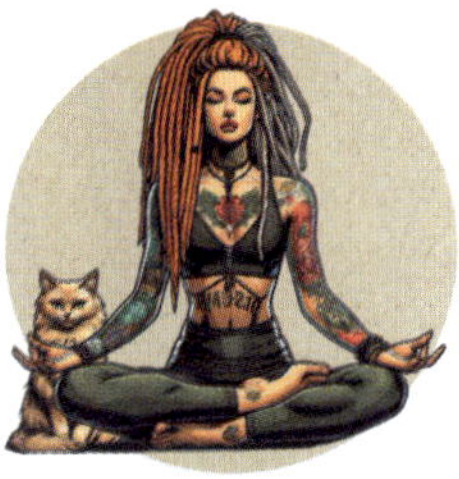

« Bref, oui, méditer, ça peut paraître « chiant » au début. Mais c'est surtout une discipline où la persévérance et la douceur envers soi-même paient vraiment. Chaque minute où tu t'assieds pour observer ta respiration est une victoire, un petit pas vers plus de calme, de clarté, et d'autocompassion. Alors, laisse-toi le temps de découvrir cette pratique, et tu verras qu'avec un peu de bonne volonté (et beaucoup de patience) la méditation finira par devenir un véritable allié dans ta quête d'équilibre. »

Je t'explique pour que ça devienne *very easy*

Alors oui, soyons honnêtes : quand on te parle de méditation, tu t'imagines peut-être un gourou assis en tailleur, immobile pendant des heures, l'air parfaitement zen. Tu te dis que ce truc-là n'est pas fait pour toi, que tu vas t'ennuyer à mourir, et qu'en plus tu n'auras jamais assez de patience. Rassure-toi, la méditation est loin d'être un exercice de torture où tu dois faire le vide à tout prix. C'est plutôt un entraînement de l'esprit à se poser un peu afin de mieux gérer le flot continu de pensées qui nous assaillent au quotidien.

Méditer, ça sert à quoi au juste ?

Le but n'est pas de chasser toutes tes pensées ou de vivre en apnée mentale. On pourrait plutôt comparer la méditation à une séance de gym pour ton cerveau : plus tu pratiques, plus tu développes ta capacité à rester présent, à observer tes émotions et à ne pas te laisser emporter par le tourbillon intérieur. Au fil des jours, tu gagnes en clarté et en sérénité, ce qui se répercute sur ton humeur et tes relations avec les autres.

Se lancer sans stress

Pas besoin d'un grand cérémonial : une chaise, un petit coin tranquille, et hop ! C'est parti. Inutile de te forcer à te mettre en lotus si ce n'est pas confortable.

Définis un temps court : deux ou trois minutes pour commencer, c'est largement suffisant. L'important, c'est de le faire régulièrement, et de ne pas t'imposer une méditation interminable dès le départ.

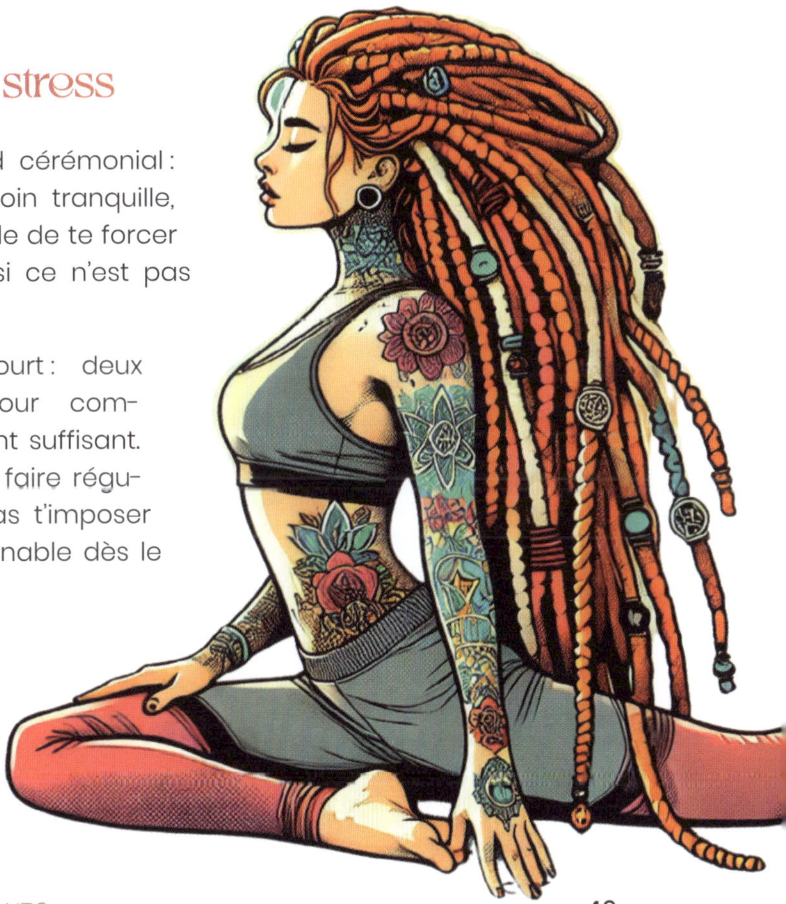

Où poser ton attention ?

La respiration : ferme les yeux, sens l'air qui entre et qui sort, remarque la température, la durée de chaque inspiration et expiration.

Une sensation dans ton corps : ça peut être la chaleur de tes mains, le contact de tes pieds sur le sol, ou même les battements de ton cœur.

Un son ou un mot : certains aiment se concentrer sur un petit mot répété mentalement (un mantra), d'autres préfèrent se focaliser sur un bruit ambiant, comme le vent ou un léger bourdonnement.

Ton mental va papillonner, et alors ?

Tu vas vite te rendre compte que ton esprit ressemble parfois à un ado hyperactif : il part dans tous les sens. Plutôt que de t'énerver, dis-toi que c'est normal et ramène-toi en douceur à l'objet de ta méditation (ta respiration, par exemple). Chaque fois que tu le fais, c'est un peu comme un mini-« squat » mental : tu renforces ta capacité à revenir au présent.

Des petits plus qui font la différence

- Un *timer* : mettre une minuterie te libère de la crainte de « méditer trop longtemps ». Tu sais quand le temps sera écoulé, alors tu peux te lâcher sans surveiller l'horloge.
- Un carnet : juste après ta méditation, si tu as des idées qui te traversent l'esprit ou des ressentis particuliers, note-les. C'est un moyen de voir ton évolution et tes prises de conscience.
- Un souffle de bienveillance : tu n'as pas besoin d'être parfait. Chaque séance est un apprentissage. Sois compréhensif envers toi-même, comme tu le serais avec un ami qui commence.

Quand et où méditer ?

- Matin ou soir : certains préfèrent se lever quelques minutes plus tôt pour méditer quand la maison est encore calme, d'autres aiment le faire avant de se coucher pour « atterrir » après la journée.
- Dans les transports : si tu es passager, pourquoi pas ? Écoute simplement le bruit ambiant et observe ta respiration. Les écouteurs (sans musique) peuvent t'aider à rester dans ta bulle.
- En mode furtif : une pause au bureau, une salle d'attente, un banc au parc – tant que tu peux t'asseoir et te concentrer quelques instants, c'est l'occasion idéale.

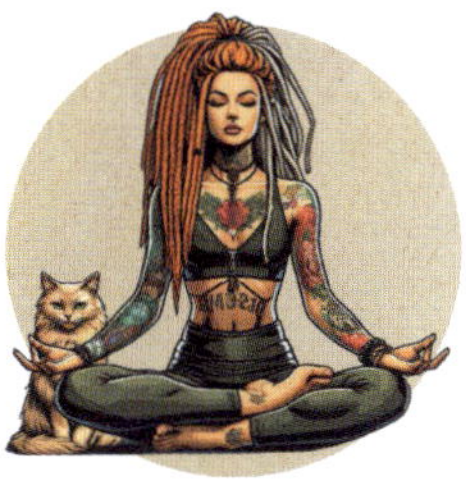

« Finalement, méditer n'a pas à être rébarbatif. C'est une pratique qui, avec un soupçon de régularité et d'indulgence, peut devenir un véritable allié dans ton quotidien. Imagine : une sorte de bouton « pause » pour ton mental, qui te donne le temps de respirer, de prendre du recul, et d'aborder les défis de la vie avec une zen attitude. Alors, on essaie ? »

Chapitre 5

LE YOGA POUR RESTER *FOCUS*

Postures et pratiques pour améliorer la concentration

Tu as sûrement déjà remarqué combien notre attention peut être volatile. On commence une tâche, et hop… Une notification ou un bruit attire notre attention. Et on se retrouve à faire tout autre chose en un clin d'œil. Le yoga est un allié précieux pour calmer ce petit hamster qui court dans notre tête et nous aider à rester *focus*. Ici, on va voir comment certaines postures et pratiques peuvent booster ta capacité de concentration.

Pourquoi le yoga booste la concentration

Le yoga, ce n'est pas juste des postures pour gagner en souplesse : il agit aussi comme un exercice d'ancrage. Chaque fois que tu tiens une posture, tu apprends à ramener ton esprit sur le moment présent, à écouter ta respiration et à ressentir ton corps. Cette présence à soi et à l'instant est le premier pas pour développer ta capacité à rester concentré dans toutes les situations.

Les postures qui demandent de la stabilité

Quand on parle de concentration, on pense forcément aux postures d'équilibre. Elles t'obligent à canaliser ton esprit sur ta respiration et l'alignement de ton corps si tu ne veux pas (trop) vaciller.

Vrksasana (posture de l'arbre)

Debout, dépose la plante de ton pied droit contre la face interne de ta cuisse gauche. Ramène tes mains en prière au niveau du cœur ou lève-les au-dessus de la tête. Fixe un point devant toi. Plus tu te focalises sur ce point, plus tu gagnes en stabilité… et en concentration.

Garudasana (posture de l'aigle)

Croise une jambe sur l'autre, enroule tes bras comme un nœud, et tiens bon ! Cette posture est un vrai test pour ta concentration, car tu dois gérer à la fois l'équilibre et l'enchevêtrement des membres. Reste calme et connecte-toi à ta respiration.

Techniques de respiration pour rester alerte

Respiration *Ujjayi* :

Cette respiration sonore, on l'appelle aussi parfois la « respiration victorieuse », consiste à légèrement contracter l'arrière de ta gorge pour émettre un léger son. Cela t'aide à rester attentif, car tu entends ton souffle et te concentres dessus.

Respiration en comptant :

Inspire en comptant quatre temps, retiens l'air deux temps (si c'est confortable), puis expire sur quatre temps. Le simple fait de compter te force à garder ton esprit sur l'instant présent.

Au-delà du tapis

Le yoga t'apprend à recentrer ton esprit sur l'instant présent. Une fois que tu as expérimenté cette sensation de concentration sur le tapis, essaie de la reproduire dans d'autres situations : au travail, devant un film, ou quand tu es en conversation avec quelqu'un. Peu à peu, tu vas voir que cette faculté de te focaliser sur une seule chose s'aiguise et t'apporte un sentiment de calme et d'efficacité.

Les petits plus pour cultiver la concentration

- Établir un rituel : avant de te lancer dans une tâche, prends trente secondes pour respirer profondément et poser ton intention.
- Définir un objectif clair : savoir pourquoi en faisant cela tu renforces naturellement ta détermination et ton engagement.

Prendre des pauses régulières : le cerveau fatigue vite s'il est sollicité en continu. Alterne périodes de *focus* et de courte détente pour maintenir un bon niveau de concentration.

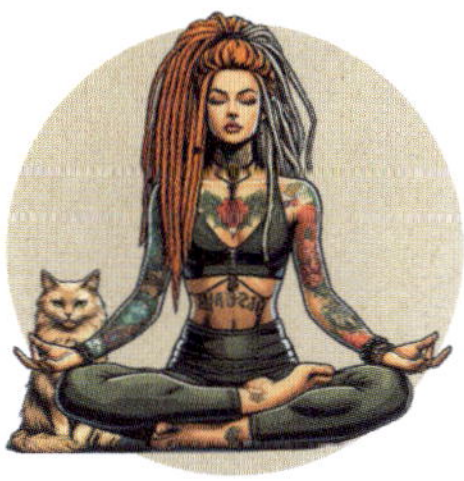

« En somme, le yoga est un véritable allié pour améliorer la concentration. À force de pratique, tu apprendras à (re)centrer ton esprit en un clin d'œil, à rester calme même quand le quotidien te bombarde de distractions. Avec quelques postures d'équilibre, un peu de respiration ciblée, et la volonté d'incarner la présence, tu vas vite gagner en *focus* et en sérénité, aussi bien sur le tapis qu'en dehors. »

Comment le yoga aide à clarifier les pensées

On a tous déjà ressenti ce bouillonnement intérieur où nos idées partent dans tous les sens, comme si mille chats se poursuivaient dans notre tête. Le yoga agit un peu comme un GPS mental : il nous ramène à l'essentiel et nous aide à prendre du recul sur nos pensées. Mais comment ça marche ? Laisse-moi t'expliquer.

L'alchimie du corps et de l'esprit

Quand on pratique le yoga, on ne se contente pas de faire bouger son corps ou de respirer à un certain rythme. On crée un pont entre nos sensations physiques et notre activité mentale. En portant notre attention sur des mouvements précis, on libère les tensions logées dans le corps, ce qui allège aussi le mental. C'est un peu comme faire du rangement dans une pièce encombrée : en dégageant l'espace, on y voit plus clair, et notre esprit retrouve un peu de tranquillité.

Activer l'instant présent

Souvent, nos pensées deviennent floues parce qu'elles voguent entre le passé et le futur. Le yoga nous ramène au « ici et maintenant ». Quand tu te concentres sur un alignement de posture, sur la sensation d'étirement ou la stabilité de ton équilibre, ton cerveau n'a plus autant la place de s'éparpiller dans mille scénarios. Au lieu de ça, tu expérimentes le moment présent, et ce recentrage vient naturellement clarifier tes idées.

La respiration, un fil conducteur

Les postures et leurs enchaînements sont importants, mais la respiration est le véritable chef d'orchestre du yoga. En apprenant à respirer de façon calme et consciente, tu te rends compte que c'est une boussole fiable pour guider ton attention. Dès que tes pensées se dissipent ou se bousculent, ramène-toi à la fluidité de ton souffle. C'est un moyen très simple de te reconnecter à ton axe et d'éclaircir ce qui se passe dans ta tête.

Cultiver l'observation

Le yoga encourage aussi une forme d'observation intérieure. Plutôt que de vouloir contrôler ou supprimer nos pensées, on apprend à les regarder venir et repartir. Imagine tes pensées comme des nuages qui traversent le ciel : tu n'essaies pas de les attraper, tu les laisses simplement passer. En développant cette attitude, tu évites de te laisser piéger par des idées envahissantes, et tu acquiers une meilleure clarté d'esprit.

Quelques clés pour mieux intégrer

- Doser l'intensité : choisis des séances adaptées à ton énergie du jour. Un excès de postures exigeantes peut parfois surstimuler l'esprit, alors qu'une séance adaptée viendra juste libérer ce qu'il faut.
- Varier les approches : un jour, tu peux miser sur des enchaînements dynamiques pour évacuer les tensions, un autre jour, sur des postures douces et plus tenues pour apaiser le mental.
- S'offrir un sas de sortie : après ta pratique, prends un moment pour te poser. Assieds-toi tranquillement, observe ton état intérieur. Cet espace de calme finalise le processus de clarification mentale initié par le yoga.

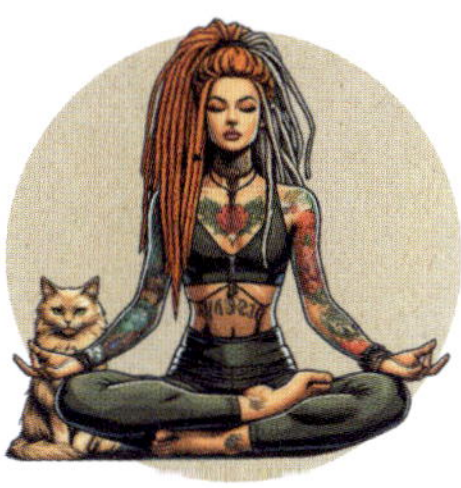

« Le yoga nous aide à passer d'un mental encombré à une vision plus nette, tout simplement parce qu'il nous reconnecte au présent et à notre propre souffle. Que tu aies la tête pleine de *to-do list* ou que tu cherches simplement à y voir plus clair dans tes priorités, le yoga s'avère un outil fabuleux pour remettre de l'ordre dans tes pensées et avancer avec plus de sérénité. »

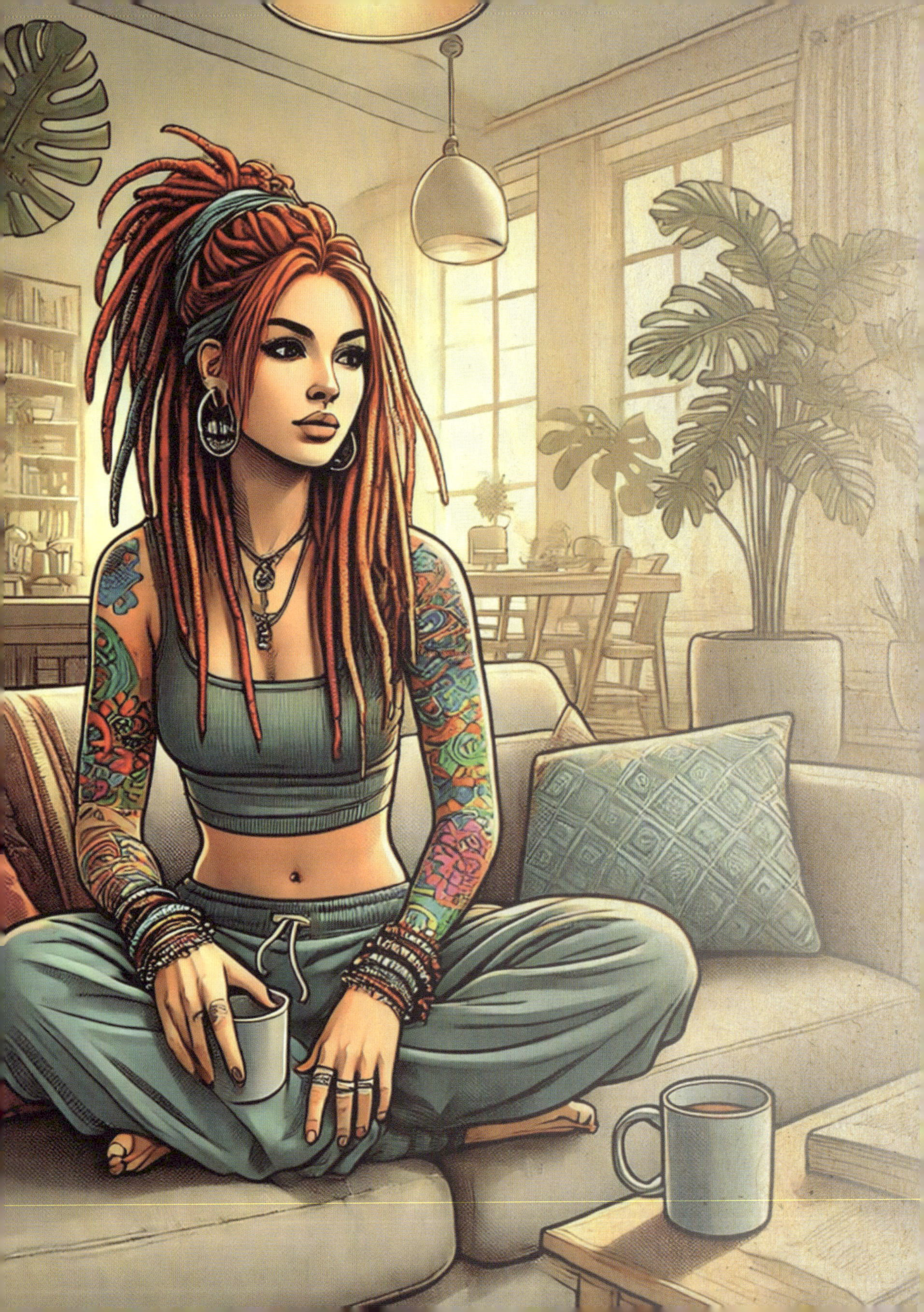

Part Three

YOGA & SPIRIT

Chapitre 6

LA SPIRITUALITÉ, CE N'EST PAS QUE POUR LES ILLUMINÉS

Tuto : *level up* ta spiritualité

Quand on entend « spiritualité », on imagine souvent des yogis en transe, des rites ésotériques, ou des gens qui prétendent avoir des révélations mystiques. Bref, un truc à mille lieues de notre quotidien. Pourtant, la spiritualité n'est pas l'apanage des « illuminés » et n'a rien d'élitiste. C'est plutôt un chemin personnel qui te permet de te relier à quelque chose de plus grand – que ce soit la nature, l'univers, ou simplement ta propre conscience. Alors, si tu te demandes comment *level up* ta spiritualité sans te sentir déconnecté de la réalité, voici quelques pistes à explorer.

Revenir à l'essentiel

Avant toute chose, la spiritualité, c'est d'abord se poser la question : « Qu'est-ce qui m'anime profondément ? » Prends un moment pour réfléchir à ce qui te donne réellement le sourire, ce qui te fait vibrer. Cette reconnexion à tes aspirations et à tes valeurs, c'est déjà un premier pas vers une vie plus alignée. Donc, dans le sens plus « spirituel », où tu es en phase avec toi-même.

Trouver ta pratique

Tu n'es pas obligé de te lancer dans une retraite au fin fond de la montagne pour être spirituel. Beaucoup d'activités existent :

- La marche méditative : en te baladant, tu prêtes attention à chaque pas, chaque souffle, chaque bruit ambiant.
- La gratitude : prendre quelques minutes le matin ou le soir pour lister ce pour quoi tu es reconnaissant.
- Un moment de silence : couper la musique, les notifications, et juste laisser ton esprit s'apaiser quelques instants.

Trouve un rituel qui te parle et que tu as plaisir à répéter. L'important, c'est la régularité, pas la performance.

Ouvrir ton coeur à autrui

La spiritualité ne se vit pas qu'en solo. S'ouvrir aux autres, montrer de l'empathie et de la compassion, c'est aussi un geste hautement spirituel. T'intéresser sincèrement à quelqu'un, lui offrir une oreille attentive ou un coup de main au bon moment, c'est nourrir cet aspect de toi qui est relié à la collectivité.

Explorer sans préjugés

Il y a mille et une façons d'explorer la spiritualité, en voici quelques-unes :

lire des textes inspirants (pas forcément religieux !), découvrir la philosophie d'autres cultures, tester de nouvelles approches comme le *qi gong* ou le *reiki*, si ça t'intrigue. Tu peux aussi assister à des cercles de discussion où chacun partage sa vision du monde. Ce qui compte, c'est de garder l'esprit ouvert, sans rejeter d'emblée quelque chose simplement parce que ça te semble inhabituel.

Écouter ton intuition

Parfois, on a tendance à tout analyser, à tout rationaliser. Pourtant, la spiritualité, c'est aussi faire confiance à ton petit « radar intérieur ». Cette voix qui te dit : « C'est bon pour moi » ou « Attention… Ça, c'est pas mon délire ». En apprenant à l'entendre et à la suivre, tu renforces cette connexion avec ta boussole intérieure.

Lâcher le juge intérieur

Être spirituel ne signifie pas être parfait. Tu vas avoir des hauts et des bas, des moments où tu te sentiras connecté à l'univers entier, et d'autres où tu voudras tout envoyer valser. C'est normal. L'important est de ne pas se flageller pour ça. Prends du recul, observe tes réactions, puis reprends ta route sans t'autosaboter.

Célébrer les petites victoires

Chaque fois que tu te sens en harmonie avec toi-même ou que tu fais un pas de plus vers une existence plus consciente, reconnais cet instant. C'est dans ces moments-là que la spiritualité prend tout son sens : quand tu te rends compte que tu peux savourer l'instant présent, ressentir de la gratitude, et te sentir relié à plus grand que toi.

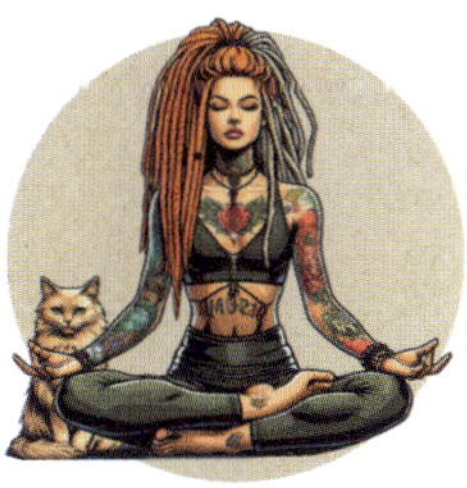

« En fin de compte, la spiritualité, ce n'est pas un club VIP auquel seuls certains élus ont accès. C'est un chemin qui se trace au quotidien, à travers la manière dont tu prends soin de toi, de tes relations, et de ce qui t'entoure. Pas besoin d'être perché au sommet d'une montagne ou de réciter des mantras dans une langue inconnue pour cultiver ta part d'invisible. Il suffit d'écouter ton ressenti, de te faire confiance et de répéter, jour après jour, des gestes qui te rapprochent de cette version de toi-même que tu souhaites devenir. Alors, prêt à *level up* ? »

Être spirituel tous les jours sans entrer dans une secte

Certains imaginent la spiritualité comme un truc réservé aux ermites, planqués dans des grottes, coupés du monde. Ou encore à des « élus » qui auraient accès à des secrets mystiques. La réalité est beaucoup plus simple : être spirituel, c'est avant tout nourrir un lien profond avec soi-même, les autres, et l'environnement. Et bonne nouvelle : tout ça peut se vivre au quotidien, sans se retrancher du reste du monde, ni s'enfermer dans un groupe sectaire.

Rester libre dans sa quête

La première chose à garder en tête, c'est que la spiritualité n'est pas forcément liée à une religion ou à un dogme. Tu peux tout à fait développer ta vie intérieure, tes valeurs, et tes questionnements personnels sans suivre aveuglément un gourou ou un mouvement fermé. En clair, tu peux explorer ce qui te parle (méditation, philosophie, art, nature...), tout en maintenant ton esprit critique et ton autonomie.

Des gestes simples, un grand impact

La spiritualité se cultive souvent dans les petits gestes qui, mis bout à bout, transforment notre regard sur la vie. Par exemple :

- Faire une pause dans la journée pour respirer calmement et observer ton état intérieur.
- Accorder de l'importance à la qualité de tes relations : écouter réellement la personne en face de toi, faire preuve de bienveillance sans naïveté.
- Te connecter à la nature : marcher, prendre conscience du rythme des saisons, observer le ciel, sentir le vent.

Ces moments, pris isolément, peuvent paraître anecdotiques. Pourtant, cumulés, ils te permettent de développer ta sensibilité et ta présence au monde.

Se poser les bonnes questions

Être spirituel au quotidien, c'est aussi s'interroger, de temps en temps, sur le sens de ce qu'on fait. Pourquoi je travaille dans ce domaine ? Quel impact je veux avoir sur les autres ? Comment je gère mes émotions ou mes peurs ?

Cette démarche de recul et de réflexion donne de la profondeur à nos choix de vie, sans besoin de s'en remettre à une organisation occulte ou à des règles figées.

Trouver son propre rituel

Aucune pratique n'est universelle. Certains trouvent leur équilibre dans un journal intime, où ils notent leurs ressentis, leurs gratitudes, leurs envies. D'autres préfèrent la méditation, la prière, l'écriture poétique ou l'expression artistique. Ce qui compte, c'est de sentir que ces moments nourrissent quelque chose en toi, te font grandir et te rapprochent de la personne que tu veux être.

S'ouvrir sans se perdre

Il peut être tentant, quand on cherche plus de sens, de se laisser séduire par des groupes qui promettent des « révélations » ou des « initiations secrètes ». Reste attentif : la vraie spiritualité n'exige pas de renoncer à ton esprit critique, ni à tes proches. Si tu ressens une injonction à couper les ponts avec le monde ou à abandonner toute forme d'avis personnel, c'est un signal d'alarme.

Partager, mais pas imposer

Avoir une vie intérieure plus riche peut éveiller en toi l'envie de partager tes découvertes avec ton entourage. C'est chouette, tant que ça n'empiète pas sur leur liberté. La spiritualité ne se dicte pas, elle s'exprime et s'échange dans le respect mutuel. Chacun est libre d'adopter, ou non, ce qui lui semble juste.

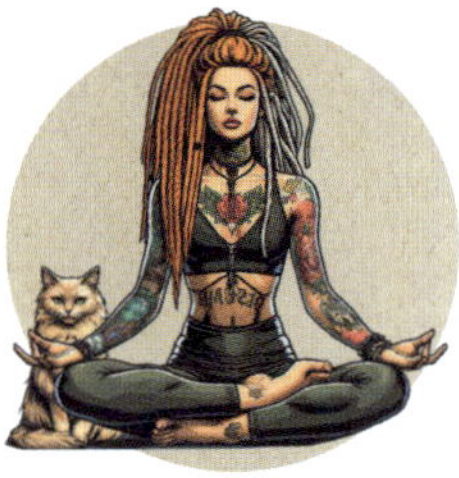

« Finalement, la spiritualité est loin d'être un délire d'illuminés : c'est une invitation à te connecter à ce qui compte vraiment pour toi, à vivre avec plus de conscience et de sincérité. Et tu peux faire tout ça en restant bien ancré dans le réel, entouré de tes amis, de ta famille, et de tes activités préférées. Pas besoin de grandes cérémonies secrètes, ni de suivre la parole d'un maître qui prétend détenir toute la vérité. Juste l'envie d'explorer, de grandir, et de te sentir à ta place dans un univers qui recèle encore tant de mystères. »

Chapitre 7

NOS *BEST FRIENDS* : LES CHAKRAS

Speed dating avec tes chakras

Prêt à faire connaissance avec tes centres énergétiques façon rencontre *express* ? Les chakras, c'est un peu ton *crew* intérieur. Chacun a sa personnalité, son petit rôle dans la grande symphonie de ton équilibre. Voici un tour d'horizon rapide (et *fun*) pour savoir qui est qui, et comment ils peuvent bosser main dans la main pour ton bien-être.

Chakra racine (*Muladhara*)

- Localisation : dans la base de la colonne vertébrale.
- *Vibe* : stabilité, ancrage, sécurité.
- *Feeling* : imagine que c'est le socle d'absolument tout, la fondation qui te relie à la terre et te donne la sensation d'avoir les pieds bien plantés dans le sol, prêt à affronter le monde.

Chakra sacré (*Svadhisthana*)

- Localisation : juste sous le nombril.
- *Vibe* : créativité, plaisir, émotion.
- *Feeling* : tu veux pimenter un peu ta vie ? Ce chakra est le spot où naissent tes désirs, ta libido, et ton côté artiste. En gros, c'est la porte de ton *flow* créatif.

Chakra du plexus solaire (*Manipura*)

- Localisation : autour de l'estomac.
- *Vibe* : confiance en soi, pouvoir personnel, détermination.
- Pourquoi on l'aime : c'est comme un moteur intérieur, la flamme qui t'aide à passer à l'action et à oser. Un chakra au top signifie que tu avances la tête haute, sans te laisser marcher sur les pieds.

Chakra du cœur (*Anahata*)

- Localisation : centre de la poitrine.
- *Vibe* : amour, compassion, ouverture.
- Comment il te sert : c'est le pont entre tes chakras « d'en bas » (plus physiques) et ceux « d'en haut » (plus spirituels). Quand il est équilibré, tu partages de la bienveillance à gogo et tu reçois sans crainte.

Chakra de la gorge (*Vishuddha*)

- Localisation : gorge, zone du cou.
- *Vibe* : communication, expression, vérité.
- Pourquoi c'est crucial : tu as déjà eu un truc coincé au fond de la gorge que tu n'arrivais pas à dire ? Un chakra de la gorge en pleine forme, c'est l'assurance de dire ce que tu ressens, de manière claire et sincère.

Chakra du troisième oeil (*Ajna*)

- Localisation : entre les sourcils.
- *Vibe* : intuition, clairvoyance, vision intérieure.

> **LE PETIT PLUS**
>
> C'est ici que se situe ta boussole intérieure.
> Quand *Ajna* est harmonisé, tu fais plus confiance à tes ressentis et tu vois au-delà des apparences.

Chakra couronne (*Sahasrara*)

- Localisation : au sommet du crâne.
- *Vibe* : connexion spirituelle, conscience supérieure.
- Ce qu'il apporte : imagine une antenne pour capter tout ce qui est plus grand que soi. Il t'aide à te relier au sens global de la vie, à l'inspiration et à la transcendance.

Pourquoi les bichonner ?

Chaque chakra est un peu comme un membre de ta team personnelle. Quand l'un d'eux dysfonctionne, c'est comme avoir un musicien qui joue faux dans un orchestre : ça crée une dissonance qui peut se traduire par du stress, des blocages ou un manque de clarté. À l'inverse, quand ils fonctionnent en harmonie, tu te sens plus aligné, créatif, confiant et ouvert au monde.

Comment les cajoler ?

1. Postures ciblées

En yoga, certaines ***asanas*** (postures) visent plus spécifiquement un chakra. Par exemple, le **chakra du cœur (*Anahata*)** est particulièrement stimulé par les flexions arrière, comme le **chameau (*Ustrasana*)** ou le **pont (*Setu Bandha Sarvangasana*)**, qui ouvrent la poitrine et favorisent l'énergie de l'amour et de la compassion. De la même façon, le **chien tête en bas (*Adho Mukha Svanasana*)** peut aider à dynamiser la zone du plexus solaire, tandis que des postures d'équilibre sur les jambes (***Tadasana*, l'arbre**) renforcent la stabilité du **chakra racine**. L'idée est de choisir et d'explorer ces postures en conscience, pour ressentir l'activation ou l'apaisement du centre énergétique correspondant.

2. Visualisation et méditation

Au-delà des mouvements, le yoga propose un véritable travail intérieur. Prends quelques instants pour fermer les yeux, t'installer dans une posture assise ou allongée, et **visualiser chaque chakra** se dynamiser à son propre rythme. Tu peux imaginer la couleur associée à chacun, sentir une douce chaleur ou une légère vibration dans la zone correspondante, et inspirer en te concentrant sur l'énergie qui s'y installe. À l'expiration, tu peux relâcher les tensions ou les blocages éventuels. Cette pratique de **visualisation** et de **méditation** peut être très puissante pour réharmoniser et recentrer tes chakras.

3. Style de vie

Le yoga ne se limite pas au tapis : notre manière de vivre au quotidien affecte directement nos centres énergétiques. Voici quelques pistes :

- **Nourriture équilibrée** : consommer des aliments frais, variés et de saison, c'est offrir à ton corps – et donc à tes chakras – de bonnes ressources pour s'épanouir.
- **Repos et sommeil de qualité** : les périodes de repos permettent à l'énergie de circuler librement sans être constamment sollicitée par le stress ou la fatigue. Un sommeil réparateur est un allié précieux pour un bon équilibre intérieur.

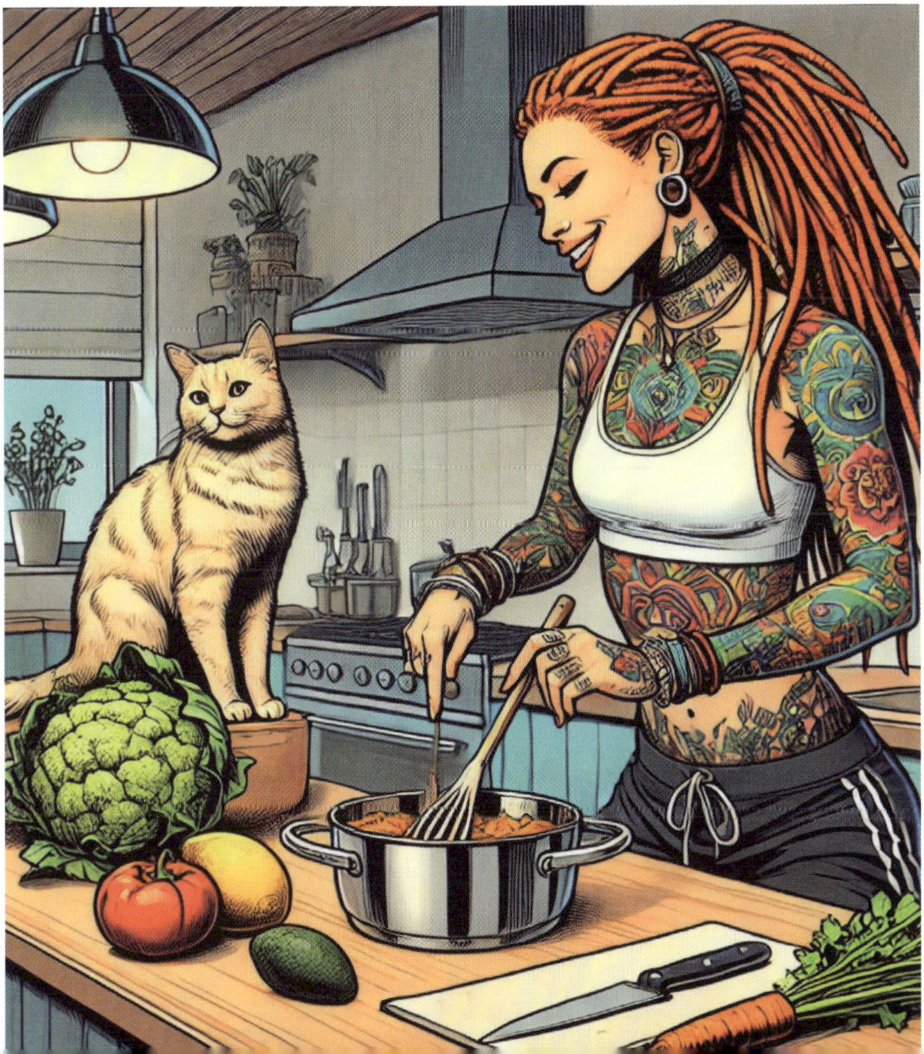

- **Musique et ambiance** : écouter une musique qui te transporte ou qui te touche peut « parler » directement à l'un de tes chakras. Par exemple, des sons apaisants ou des chants peuvent soutenir l'ouverture du **chakra de la gorge (*Vishuddha*)** ou du **chakra du cœur**.
- **Relations saines** : entoure-toi de personnes qui encouragent le respect mutuel et la bienveillance. Les chakras, comme tout le reste de ton être, sont sensibles à l'atmosphère émotionnelle qui t'entoure. Des relations harmonieuses favorisent une énergie plus stable et fluide.

En un mot, « cajoler » ses chakras, c'est prendre soin de soi sur tous les plans : physique, mental, émotionnel et même spirituel. Les postures, la méditation, les choix alimentaires, ou encore la qualité de nos relations viennent ensemble créer l'environnement idéal pour maintenir ces centres énergétiques au beau fixe.

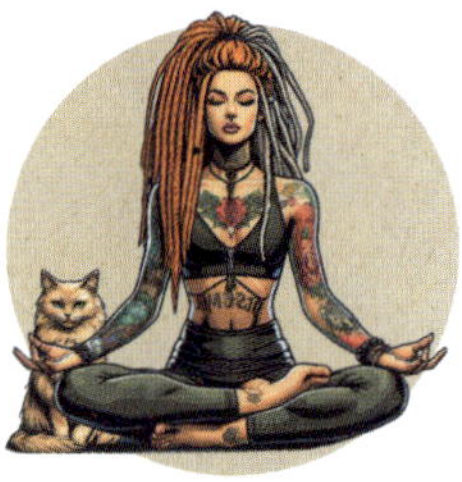

> **« La prochaine fois que tu sens que quelque chose coince en toi, pense à ces *best friends* énergétiques. Apprends à les écouter et à leur accorder ce dont ils ont besoin : un mouvement, une respiration, un moment de calme. C'est la clé pour entretenir une belle harmonie intérieure et continuer de rayonner dans tous les aspects de ta vie. »**

Booste tes chakras

Quand on parle de « chakras », on fait référence à des points clés qui régulent la circulation énergétique dans notre corps. Pense à eux comme à une team de potes invisibles : chacun apporte sa couleur, sa *vibe*, et participe à ton équilibre global. Voici quelques idées pour donner un coup de fouet à ces alliés et maintenir une belle harmonie intérieure.

Les bases pour un coup de boost

- Bouger régulièrement : le simple fait de s'activer – marcher, danser, faire du yoga – fluidifie l'énergie.
- Respirer en conscience : se poser ne serait-ce que deux minutes pour respirer amplement, ça peut déjà changer l'atmosphère intérieure.
- S'ancrer dans le présent : prêter attention à tes sensations, émotions et pensées. Plus tu es conscient de ce qui se passe en toi, mieux tu peux ajuster l'énergie qui circule.

Un aperçu rapide de la bande

- Le rouge : associé à l'idée de racines solides et de sécurité.
- L'orange : favorise la créativité et l'enthousiasme.
- Le jaune : rappelle ta force intérieure et ton pouvoir de décision.
- Le vert : symbolise l'équilibre affectif et la tendresse.
- Le bleu : soutient l'expression et la clarté dans la communication.
- L'indigo : connecté à l'intuition et à la vision intérieure.
- Le violet : porte sur la perspective globale et la dimension plus élevée de la conscience.

Quelques pistes pour doper l'énergie

- Les sons et la musique : certaines notes ou vibrations peuvent résonner avec tes centres énergétiques. Laisse-toi porter par des *playlists* relaxantes ou des chants qui te font vibrer.
- Les couleurs autour de toi : décore ton espace avec des teintes qui évoquent la sphère énergétique que tu souhaites stimuler. Une simple écharpe d'une couleur précise peut déjà influencer ton ressenti.
- L'intention dans les mouvements : pendant un étirement ou une posture de yoga, tu peux diriger mentalement ton souffle vers la zone correspondant à la teinte ou au symbole qui t'appelle.

Pour une énergie harmonieuse

En réalité, ces centres fonctionnent en synergie. Chercher à « gonfler » l'un au détriment d'un autre n'a pas grand intérêt. L'idée, c'est plutôt de leur accorder à tous un espace pour s'exprimer. Quand tu sens un déséquilibre (manque d'entrain, difficultés à verbaliser, trop plein d'émotions), prends un instant pour regarder quel aspect de ta vie demande plus d'attention. Puis agis en douceur : respiration, visualisation, petite routine quotidienne… Tout compte !

L'esprit d'ouverture

Il ne s'agit pas d'une vérité gravée dans le marbre. Les chakras peuvent être abordés de multiples façons selon les traditions et la sensibilité de chacun. Vois-les comme une carte pour naviguer dans tes ressentis, un outil pour mieux comprendre ce qui se passe en toi, sans pour autant te mettre la pression de « faire tout parfaitement ».

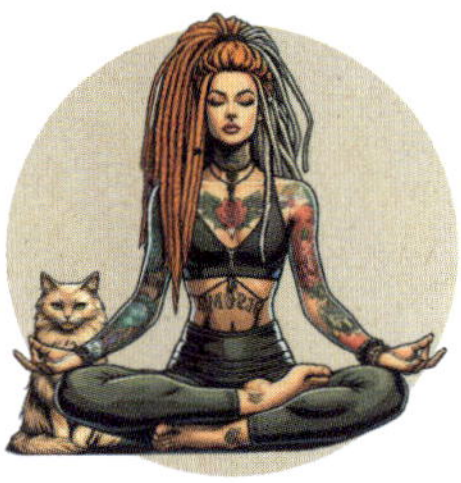

« Prendre soin de ses chakras, c'est, au fond, s'écouter et développer une meilleure conscience de soi. Sans chercher la performance, tu peux petit à petit rééquilibrer tes énergies et, par ricochet, te sentir plus aligné dans ton quotidien. Tes *best friends* internes n'attendent que tes gestes simples et sincères pour donner le meilleur d'eux-mêmes. »

Chapitre 8

DES PETITS RITUELS *SPIRITS*

Tes rituels de yoga garantis sans magie noire

Non, tu ne vas ni te transformer en mage de l'ombre ni te mettre à marmonner des formules obscures. Quand on parle de « rituels *spirits* », on évoque plutôt de petites habitudes simples et conscientes, qui te connectent un peu plus à toi-même et à ce qui t'entoure. L'idée est de parsemer ta journée de micro-pratiques, sans en faire tout un folklore. Voici quelques idées pour insuffler une touche de bien-être et d'introspection dans ta routine, en toute simplicité.

Le rituel du réveil

- Le *check-in* mental : au lieu de sauter direct sur ton téléphone, prends trente secondes pour te demander : « Comment je me sens ce matin ? » Note tes sensations et tes émotions, sans jugement.
- Le *stretch* matinal : avant même de quitter le lit, fais quelques petits étirements. Ton corps te dira merci, et tu commences la journée en douceur, déjà un pied dans la conscience corporelle.

Le rituel de la respiration

- La pause respiration : choisis un moment dans la journée (ou plusieurs !) pour t'arrêter et prendre trois respirations profondes. Ressens l'air qui entre, l'air qui sort... C'est rapide, mais ça te ramène à l'instant présent.
- La bulle de calme : si tu le peux, isole-toi cinq minutes. Ferme les yeux, et écoute simplement ton souffle. Cette mini-évasion t'aide à débrancher la machine à pensées.

Le rituel de l'intention

- Un mot, une *vibe* : au début de ta séance de yoga (ou n'importe quel moment de la journée), choisis une intention ou un mot-clé qui va te guider. Ça peut être « créativité », « patience » ou encore « lâcher-prise ». Reviens-y dès que tu te sens dispersé.
- Un geste symbolique : ça peut être allumer une petite bougie, poser la main sur ton cœur, ou joindre les mains en *namasté*. Ce n'est pas magique, c'est juste un signal à toi-même pour dire : « OK, je suis là, prêt à me recentrer. »

Le rituel de gratitude

- Bilan du soir : avant de te coucher, pense à une ou plusieurs choses pour lesquelles tu ressens de la reconnaissance. Ça peut être un sourire croisé dans la rue, un message d'un ami, un moment de calme.
- Le carnet spécial : si tu aimes écrire, consigne ces moments qui t'ont fait du bien. Les relire un jour de grisaille peut te filer un sacré coup de boost.

Le rituel de déconnexion

- Couper les écrans : une demi-heure (ou plus) avant de dormir, essaie de t'éloigner des flux d'infos et de notifications. Ça apaise l'esprit et prépare un sommeil plus réparateur.
- Transition douce : fais un dernier étirement léger ou une petite méditation de deux minutes pour signifier à ton corps qu'il est temps de décrocher.

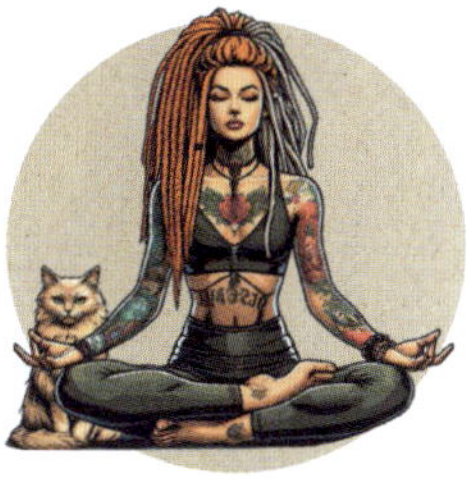

« Ces petits rituels, testés et approuvés, n'ont rien d'ésotérique, ni de compliqué. Ils t'aident juste à instaurer des bulles de présence, où tu sors du pilotage automatique pour savourer le moment. Tu peux adapter chaque idée à ton style, à ton emploi du temps et à tes envies. Le but, c'est de cultiver un sentiment d'apaisement et de connexion, sans te prendre la tête. Pas besoin d'être un grand maître, ni de prononcer de formules étranges : ta sincérité, ton écoute et ta régularité feront déjà toute la différence. »

C'est en yogant qu'on devient un yogi

Pratiquer le yoga ne se limite pas à enchaîner des postures ou à faire des exercices de respiration. C'est aussi, et peut-être surtout, une mise en place de petits moments d'introspection qui nourrissent ton esprit autant que ton corps. Ces rituels, simples et modulables, créent un fil conducteur qui relie ta routine quotidienne à la dimension plus profonde du yoga. Après tout, c'est en pratiquant – ou plutôt, en « yogant » – qu'on devient vraiment un yogi.

Ritualiser le lever

Le petit « oui » au réveil

Avant même de poser un pied au sol, accorde-toi une seconde pour inspirer et dire mentalement « oui » à la journée qui commence. C'est tout bête, mais ça donne déjà une teinte positive à ton matin.

Un éveil corporel en douceur

Rien de tel que quelques flexions légères ou inclinaisons latérales pour sortir de la torpeur de la nuit. Sans te forcer, laisse ton corps se déplier tranquillement et ta respiration s'approfondir.

Cultiver l'attention au fil de la journée

Une pause silencieuse

Dans le tumulte des activités, s'asseoir une minute, fermer les yeux et écouter le bruit ambiant fait déjà beaucoup. Ce moment suspendu clarifie tes pensées et te ramène à l'essentiel.

Un rappel visuel

Place un objet (une pierre, une plante, ou une photo inspirante) à un endroit que tu fréquentes souvent. Chaque fois que tu le vois, prends une respiration profonde et recentre-toi sur l'instant.

Éclairer son intention

La petite phrase du jour

Certains l'appellent *Sankalpa*. Choisis un mot ou une courte intention qui te parle (« confiance », « paix intérieure », « créativité »). Garde-la en tête lors de ta pratique, ou même quand tu sens le stress pointer le bout de son nez.

Tenir un mini-journal

Deux ou trois lignes écrites rapidement le soir : « Qu'est-ce qui m'a inspiré ou touché aujourd'hui ? » C'est un moyen de faire le point et de cultiver la gratitude.

Donner du sens à sa pratique

Un rituel avant ta séance

Allume une bougie, offre-toi un instant pour recentrer ta respiration. Dis-toi que ce moment est un cadeau que tu te fais, au-delà de l'exercice physique.

Savourer la fin

Après tes postures, prends une petite minute en position confortable pour observer les changements en toi : ton rythme cardiaque, ton humeur, ton niveau d'énergie. Ce regard intérieur scelle les bienfaits de la séance.

S'ancrer sans se prendre au sérieux

La beauté du yoga, c'est qu'il s'adapte à ton style de vie. Pas besoin de grandes cérémonies, d'accessoires exotiques ou d'isolement total pour ajouter une pointe de spiritualité à ton quotidien. Tout est dans l'attention que tu portes aux petites choses, et dans la régularité avec laquelle tu les revisites.

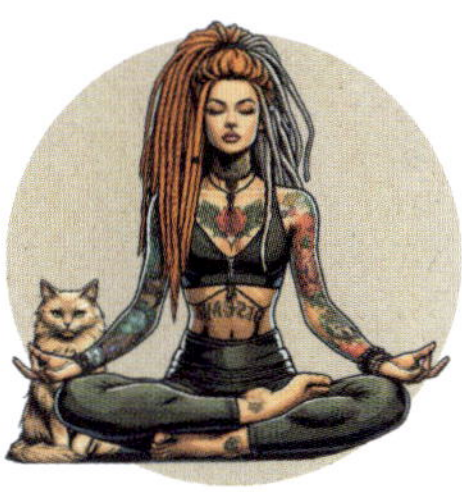

« Finalement, ces petits « rituels *spirits* » donnent à chaque journée une saveur plus riche, tout en restant accessibles. Ton défi ? Les intégrer, un à un, sans te mettre la pression. Tu verras qu'au fil du temps ces pratiques deviennent un socle solide pour mieux te connaître et garder le cap, quel que soit le flot des événements.

Et plus tu « yogues », plus tu te découvres yogi dans l'âme. »

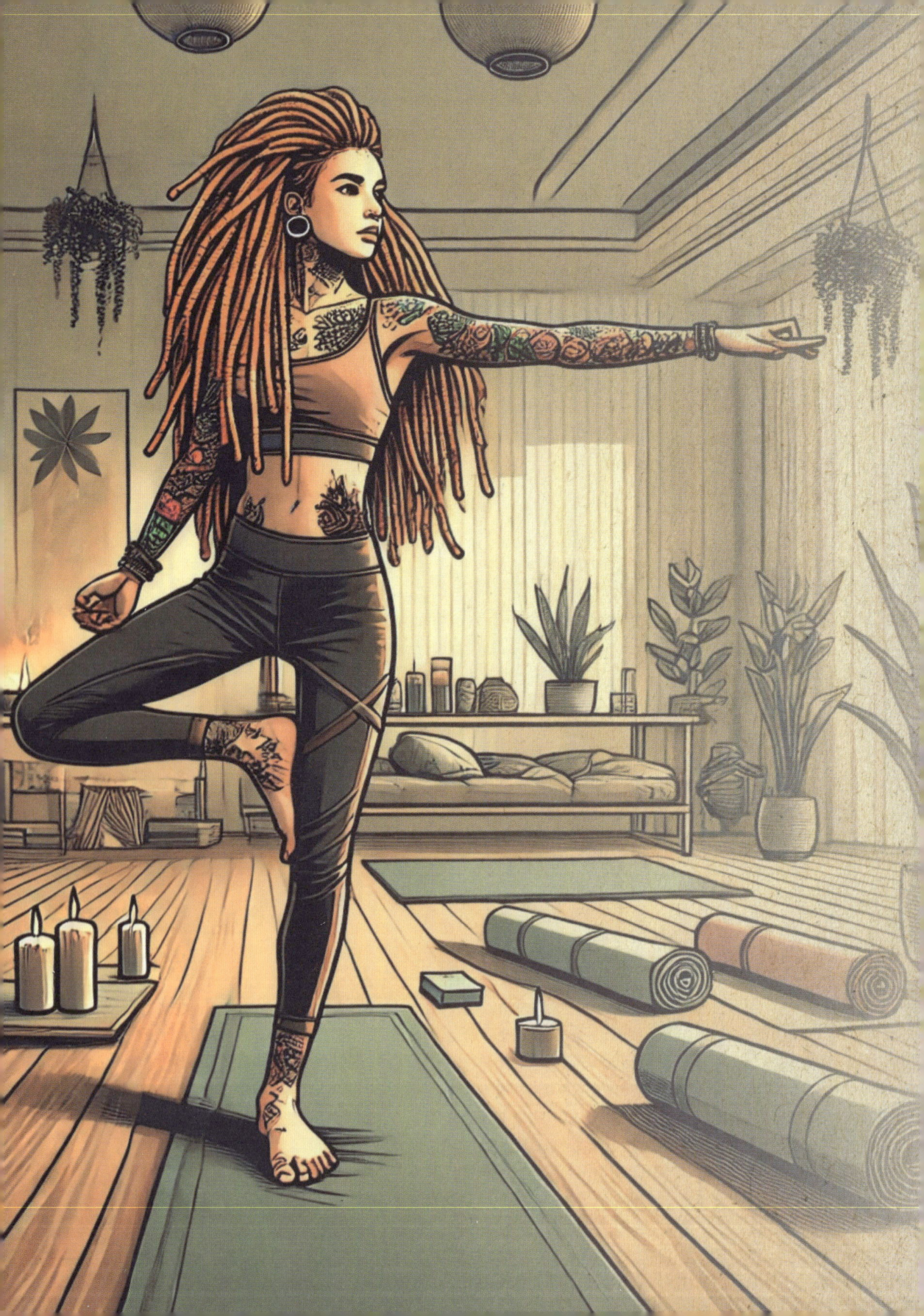

Part Four

YOGA & BODY

Chapitre 9

L'ANATOMIE, SANS AVOIR UN DOCTORAT EN MÉDECINE

Ton corps, une superbe machine de guerre

Tu n'as pas besoin de connaître tous les noms latins des muscles ou de disséquer des bouquins de médecine pour comprendre comment ton corps fonctionne dans la pratique du yoga. L'idée, c'est de saisir quelques principes de base pour éviter de te faire mal, ainsi que pour kiffer pleinement chaque posture. Parce que, mine de rien, ton corps, c'est un chef-d'œuvre de la nature, un incroyable puzzle fait d'os, de muscles, de tissus et d'énergie qui travaillent main dans la main.

Les os et les articulations : le squelette qui tient la baraque

- La colonne vertébrale : c'est l'axe central, la tour de contrôle qui te soutient. Elle est composée de vertèbres (cervicales, thoraciques, lombaires, etc.) et forme naturellement des courbures pour encaisser les chocs et répartir le poids. Prends-en soin, elle est fondamentale pour maintenir une bonne posture.
- Les articulations : tes genoux, tes hanches, tes épaules, tes chevilles... Toutes sont comme des charnières. Si tu les respectes en y allant progressivement, elles te remercieront en te suivant fidèlement dans tes postures, même les plus tordues.

Les muscles : tes alliés pour la force et la stabilité

- Le gainage : quand on dit « centre », on pense souvent aux abdos, mais c'est plus large que ça. Le terme inclut aussi le dos et le bassin. Un centre fort t'aide à te tenir droit, à protéger ta colonne et à mieux équilibrer tes mouvements.
- Les groupes musculaires majeurs : cuisses, fessiers, dos, pectoraux, etc. Quand tu arrives à activer intelligemment ces zones, tu te sens plus stable et confiant. C'est comme allumer les bons interrupteurs pour éclairer toute la pièce.

La respiration : carburant et GPS interne

Ton corps a un moteur hyper-performant : ta respiration. À chaque inspiration, tu apportes de l'oxygène à tes muscles. À chaque expiration, tu évacues les déchets. Et quand tu fais des postures, cette respiration peut t'indiquer si tu es allé trop loin (respire plus fort) ou si tout baigne (souffle calme).

Les fascias : la « toile d'araignée » interne

Encore un mot un peu barbare, mais hyper-important. Les fascias sont des membranes qui enveloppent tes muscles et relient tout dans le corps. Imagine un film plastique ultra-fin et élastique qui parcourt tous tes tissus. Plus ils sont souples, plus tes mouvements gagnent en fluidité. Les étirements, les automassages et une bonne hydratation peuvent aider à maintenir ces fascias en forme.

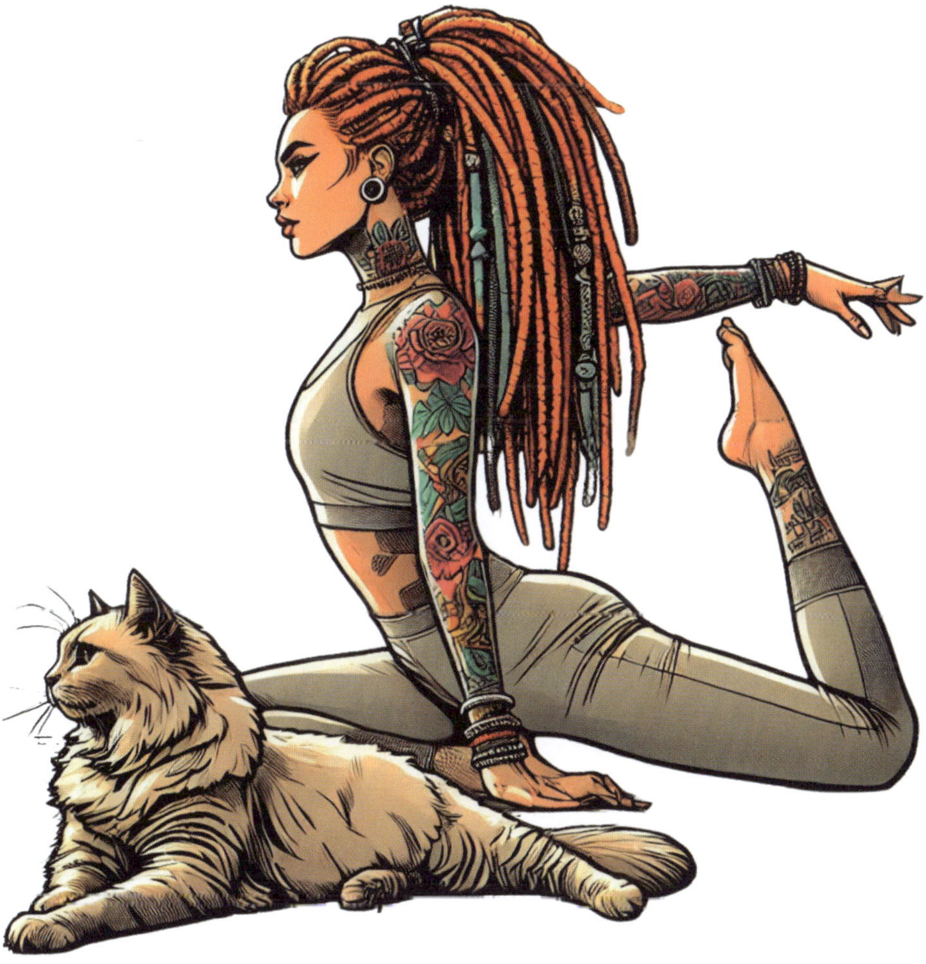

Pourquoi c'est important de connaître tout ça ?

- Éviter les bobos : savoir quels muscles engager, comment placer tes articulations, c'est prévenir les blessures et améliorer ton confort.
- Optimiser tes postures : une posture faite avec conscience anatomique, c'est l'assurance d'aller à l'essentiel. C'est-à-dire renforcer là où il le faut, assouplir ce qui est trop rigide, et garder un alignement qui respecte ta morphologie.
- Gagner en confiance : quand tu comprends ce qui se passe sous la peau, tu te sens plus à l'aise pour explorer de nouvelles postures ou pour ajuster les existantes. C'est un peu comme avoir le mode d'emploi de ta propre « machine de guerre ».

Quelques *tips* pour progresser en douceur

- Observe-toi : dans un miroir ou grâce à la vidéo. Vois comment tu te tiens et si tes appuis sont équilibrés.
- Ressens : est-ce que ça tire trop ? Y a-t-il une gêne quelque part ? Tes sensations sont tes meilleurs capteurs d'alerte.
- N'hésite pas à demander conseil : un prof ou un camarade aguerri peut repérer un alignement discutable ou un muscle qui devrait être plus actif.
- Accorde-toi des temps de récupération : tes muscles, tes fascias et tes articulations ont besoin de repos pour intégrer les progrès et se régénérer.

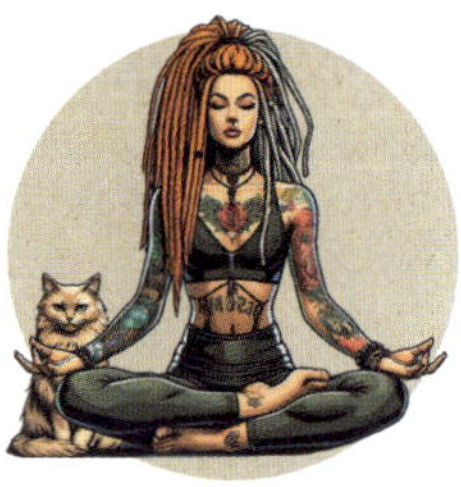

« En bref, sans un bac +12 en médecine, tu peux déjà avoir une compréhension suffisante pour explorer le yoga en toute sécurité. Ton corps est un système fascinant, capable de merveilles si tu prends le temps de le respecter et de l'écouter. Alors, sois curieux, expérimente, et laisse cette fantastique « machine de guerre » t'emmener vers de nouvelles aventures sur le tapis ! »

Faire gaffe aux bobos

Même si tu n'es pas kiné ou chirurgien, il y a quelques notions basiques à intégrer pour éviter les pépins en pratiquant le yoga. Inutile de te noyer dans un tas de termes médicaux compliqués, l'important est de connaître quelques principes simples pour respecter ton corps. Voici donc un petit guide « anti-bobos » pour continuer à kiffer ta pratique sans mauvaise surprise.

Écoute ton corps avant d'écouter ton ego

Quand on découvre une posture qui a l'air canon sur Instagram, on peut être tenté de s'y jeter tête baissée. Mauvaise idée. Ton corps sait mieux que quiconque où en sont sa force et sa souplesse. Si tu sens un inconfort inhabituel ou une douleur vive, ne force pas. Il vaut mieux progresser par paliers que se faire mal et devoir arrêter toute pratique pendant un moment.

Sois ami avec tes articulations

Les genoux, les épaules et les hanches font partie des zones les plus sollicitées. Avant de chercher la performance, assure-toi de bien aligner tes segments (pieds, genoux, bassin...). Un genou qui part en vrille quand tu plies la jambe, c'est un coup à t'abîmer les ligaments. Même principe pour les épaules : stabilise-les, surtout dans les postures où tu prends appui sur les bras.

Le *warm-up*, ce n'est pas pour faire joli

Prendre quelques minutes pour échauffer en douceur tes muscles et tes articulations, ça change tout. Des petits mouvements circulaires pour les épaules, des flexions légères, et tu sens déjà que ça chauffe un peu. Cette montée progressive en température t'évite les chocs articulaires et rend tes muscles plus réactifs.

Savoir quand (et comment) lâcher

Parfois, tu te lances dans une posture plus intense : si tu sens que ta respiration s'accélère trop ou que tu dois crisper tes mâchoires, c'est peut-être un signal pour revenir à une forme plus douce. La souplesse et la force s'acquièrent au fil du temps en maintenant un juste milieu entre challenge et respect de tes limites.

Attention aux torsions et inversions

Les torsions sont super pour libérer les tensions, mais elles nécessitent un certain alignement. Ne vrille pas ta colonne n'importe comment. Pour les inversions (tête en bas), vérifie que tu as la force suffisante dans les épaules et le centre (abdos et dos). Évite de te lancer dans l'équilibre sur la tête si tu n'as jamais fait de renforcement spécifique avant.

Le repos, c'est ton meilleur pote

Après une bonne séance, accorde-toi un temps de récupération. Les muscles ont besoin de se reconstruire, et les tissus d'assimiler les efforts. Boire de l'eau et dormir suffisamment sont tes atouts pour repartir à bloc la fois suivante.

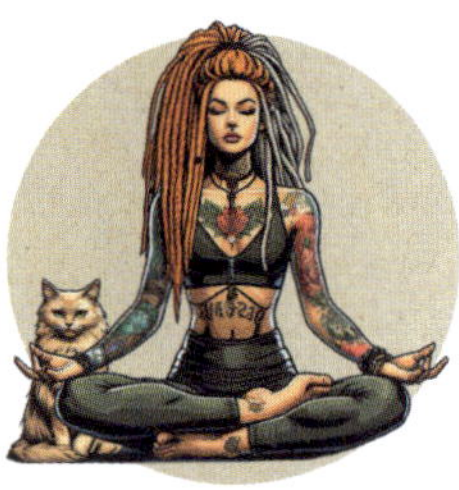

« Finalement, se passer d'un diplôme universitaire ne t'empêche pas de pratiquer de manière sûre et intelligente. Avec un peu de bon sens, une écoute attentive de tes sensations et une pincée de patience, tu peux éviter la plupart des bobos. Et rappelle-toi : en yoga, la meilleure progression, c'est celle qui te maintient sur le tapis dans la durée, plutôt que de te pousser à l'arrêt brutal pour cause de blessure. »

Chapitre 10

FLEXIBILITY & STRENGTH

Être aussi souple qu'un chewing-gum

On a souvent tendance à associer le yoga à la souplesse. Tu sais, ces photos où on voit des gens se plier en deux comme si leurs os étaient en caoutchouc. Mais la vérité, c'est qu'il ne s'agit pas simplement de s'étirer jusqu'à devenir un spaghetti vivant. Derrière chaque posture ultra-flexible, il y a un équilibre subtil entre la force et l'élasticité. Voici quelques pistes pour développer ta souplesse de façon saine et construire en même temps la base musculaire qui te soutient.

L'importance d'allier force et flexibilité

Si tu ne te concentres que sur l'assouplissement, tu risques de te retrouver avec des articulations fragiles et un manque de stabilité. À l'inverse, si tu passes tout ton temps à te muscler sans étirer, la rigidité peut s'installer et limiter tes mouvements. Le yoga offre justement un mélange idéal : certaines postures renforcent les muscles profonds (pense aux planches, aux équilibres sur les bras), tandis que d'autres libèrent les tensions et améliorent ton amplitude (comme les ouvertures de hanches, les flexions avant, etc.).

Y aller en douceur

Vouloir devenir « aussi souple qu'un chewing-gum » du jour au lendemain est la recette parfaite pour se faire mal. Tes tendons, tes ligaments et tes muscles ont besoin de temps pour s'assouplir. N'appuie pas comme un taré. Écoute les signaux que t'envoie ton corps. Une tension légère est normale ; une douleur aiguë, non. Privilégie la régularité : quelques minutes de stretching chaque jour valent mieux qu'une grosse séance une fois par mois.

Des petites astuces au quotidien

1. Micro-étirements express

Même au milieu d'une journée chargée, tu peux trouver deux petites minutes pour bouger un peu. Rouler les épaules vers l'avant et vers l'arrière, pencher doucement la tête de chaque côté, ou encore faire une flexion légère de la colonne vertébrale. Ces micro-étirements relâchent la tension accumulée dans le haut du dos ou la nuque, et peuvent faire une grande différence si tu es resté assis trop longtemps. L'idée, c'est de te reconnecter à ton corps : observe comment il réagit, repère les zones un peu raides, et adoucis-les doucement par de petits mouvements fluides. Répéter ces gestes plusieurs fois dans la journée peut vraiment prévenir les maux et maintenir une bonne mobilité.

2. La respiration comme alliée

Un des secrets pour progresser sans forcer, c'est de synchroniser tes étirements avec une respiration profonde. Inspire amplement par le nez, puis expire lentement en allongeant la sortie d'air. Sur chaque expiration, essaie d'aller un tout petit peu plus loin dans l'étirement, sans jamais dépasser la limite du confortable. Par exemple, en posture debout et le dos bien droit, tu peux incliner la tête en avant sur l'expiration pour étirer la nuque. Cette approche fait baisser la tension mentale et encourage le muscle à se détendre. Les respirations longues et conscientes sont également excellentes pour calmer le système nerveux : elles chassent les pensées parasites et amènent une sensation de relâchement général, tant dans le corps que dans l'esprit.

3. Alterner avec du renforcement

Souplesse et force vont de pair. Pour éviter de trop tirer sur des muscles fragiles, il est utile de les renforcer un minimum. Tu peux, par exemple, intégrer quelques planches (sur les mains ou les avant-bras) et des squats légers à ta routine quotidienne. La planche sollicite le centre du corps (abdos, dos, épaules) et aide à maintenir un bon alignement. Les squats, quant à eux, renforcent les jambes et le dos, ce qui se révèle très précieux pour les postures debout ou les flexions. L'important, c'est de prendre un moment pour t'assurer du bon placement et de ne pas négliger la respiration : en descendant dans le squat sur l'expiration, tu stabilises le mouvement et évites de forcer sur le bas du dos. Les muscles ainsi tonifiés soutiendront mieux tes étirements et préserveront tes articulations au fil des séances.

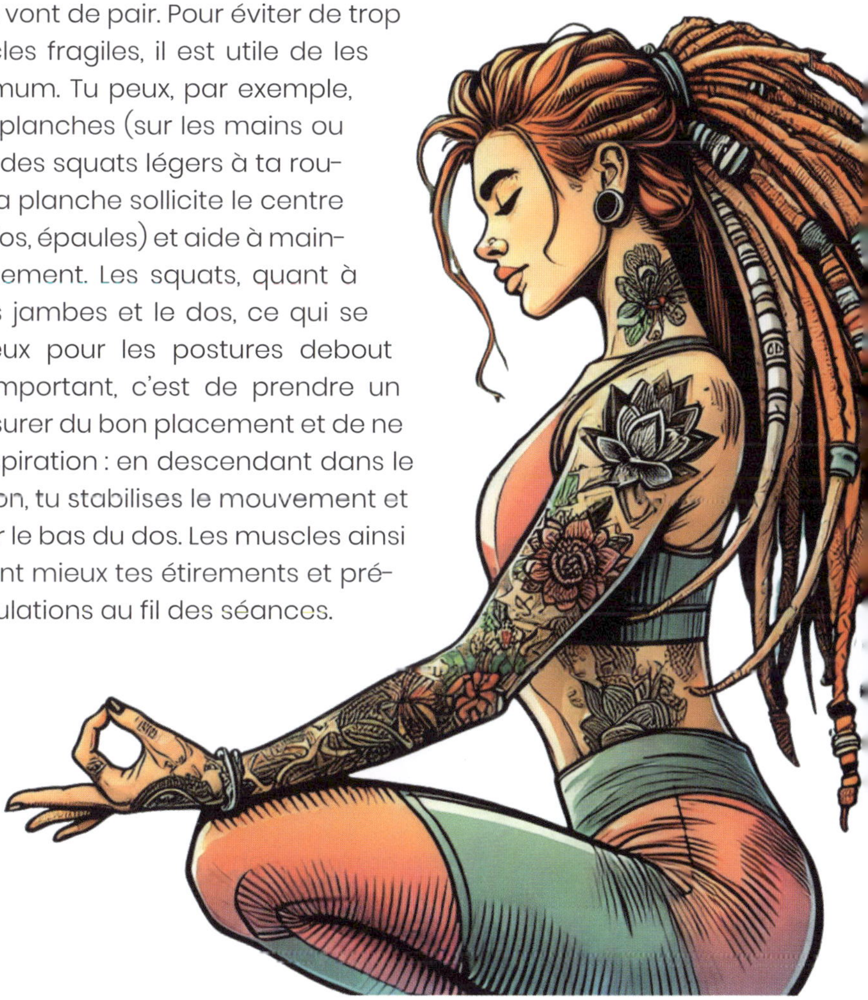

Évaluer tes progrès autrement

La souplesse n'est pas qu'une question de pouvoir toucher tes orteils sans plier les genoux. Regarde plutôt comment tu te sens au quotidien : est-ce que tu as plus d'aisance dans tes mouvements ? Te sens-tu moins « rouillé » en te levant ? Les petites victoires sont souvent plus importantes que la posture sur Instagram parfaite.

Lâcher la comparaison

Chaque corps est unique. L'angle de tes hanches, la longueur de tes bras, ton historique de blessures... Tout ça entre en jeu. Concentre-toi sur ton propre cheminement. Le yoga t'encourage à avancer à ton rythme, sans te comparer à la contorsionniste d'à-côté.

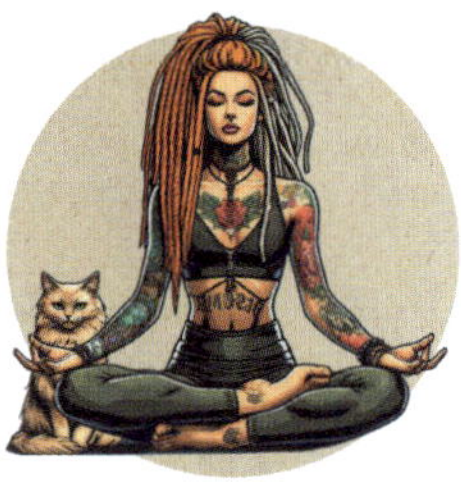

« Bref, bosser ta flexibilité, tout en cultivant ta force, c'est trouver ce juste milieu où tu peux évoluer dans tes postures en toute sécurité. Imagine un chewing-gum costaud (si, si, ça existe dans ton esprit !), capable de s'étirer à l'infini tout en gardant de la tenue. À force de pratique régulière, toi aussi, tu pourras savourer des postures plus souples, plus stables et, surtout, plus satisfaisantes. »

Tuto : devenir plus costaud

Contrairement à ce qu'on pense souvent, le yoga ne se limite pas à des étirements doux ou à des postures pour assouplir le corps. C'est aussi un moyen redoutablement efficace pour booster ta force, surtout quand on sait comment s'y prendre. Pas besoin de soulever des kilos de fonte : ton propre poids suffit largement. Voici quelques astuces pour muscler ton corps, tout en protégeant tes articulations, histoire de te sentir costaud et aligné.

Ancrer tes bases

Le contact avec le sol

Dans les postures debout ou à quatre pattes, pense à bien répartir ton poids. Quand tu es en appui sur les mains, par exemple, écarte les doigts et pousse dans chaque partie de ta paume. Tu sollicites ainsi les muscles profonds qui stabilisent tout le haut du corps.

La posture avant la performance

Une bonne technique, c'est la clé pour ne pas se faire mal. Aligne-toi de la tête aux talons, engage ton ventre (comme si tu voulais rentrer ton nombril) et évite de creuser le bas du dos.

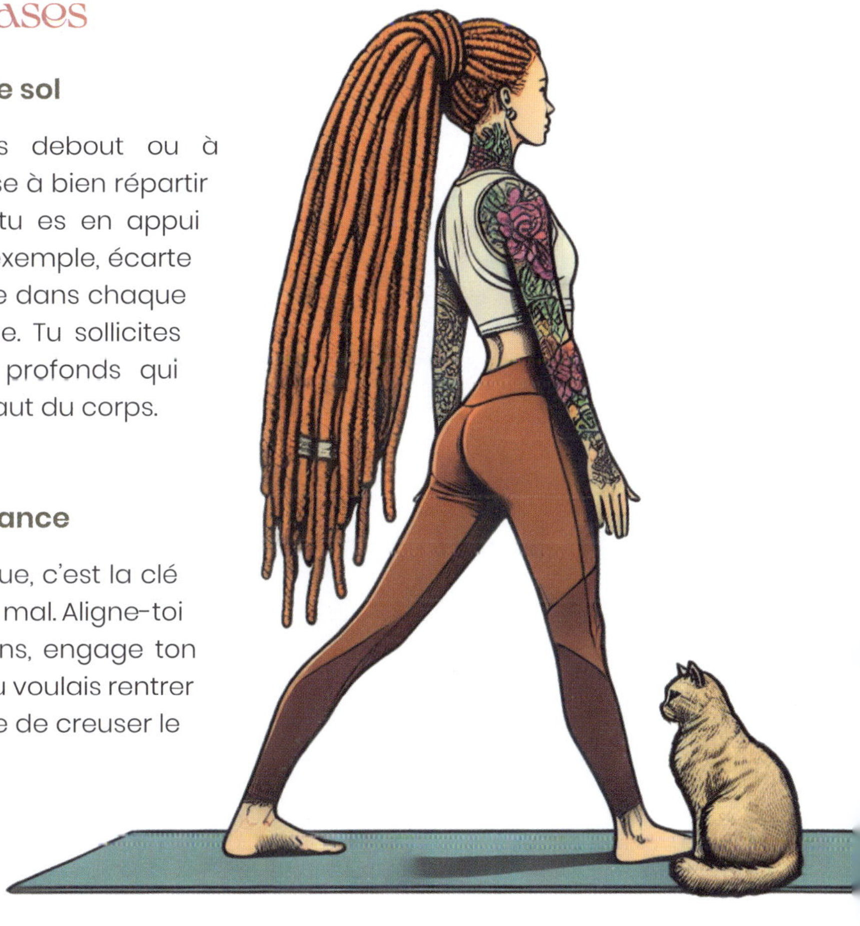

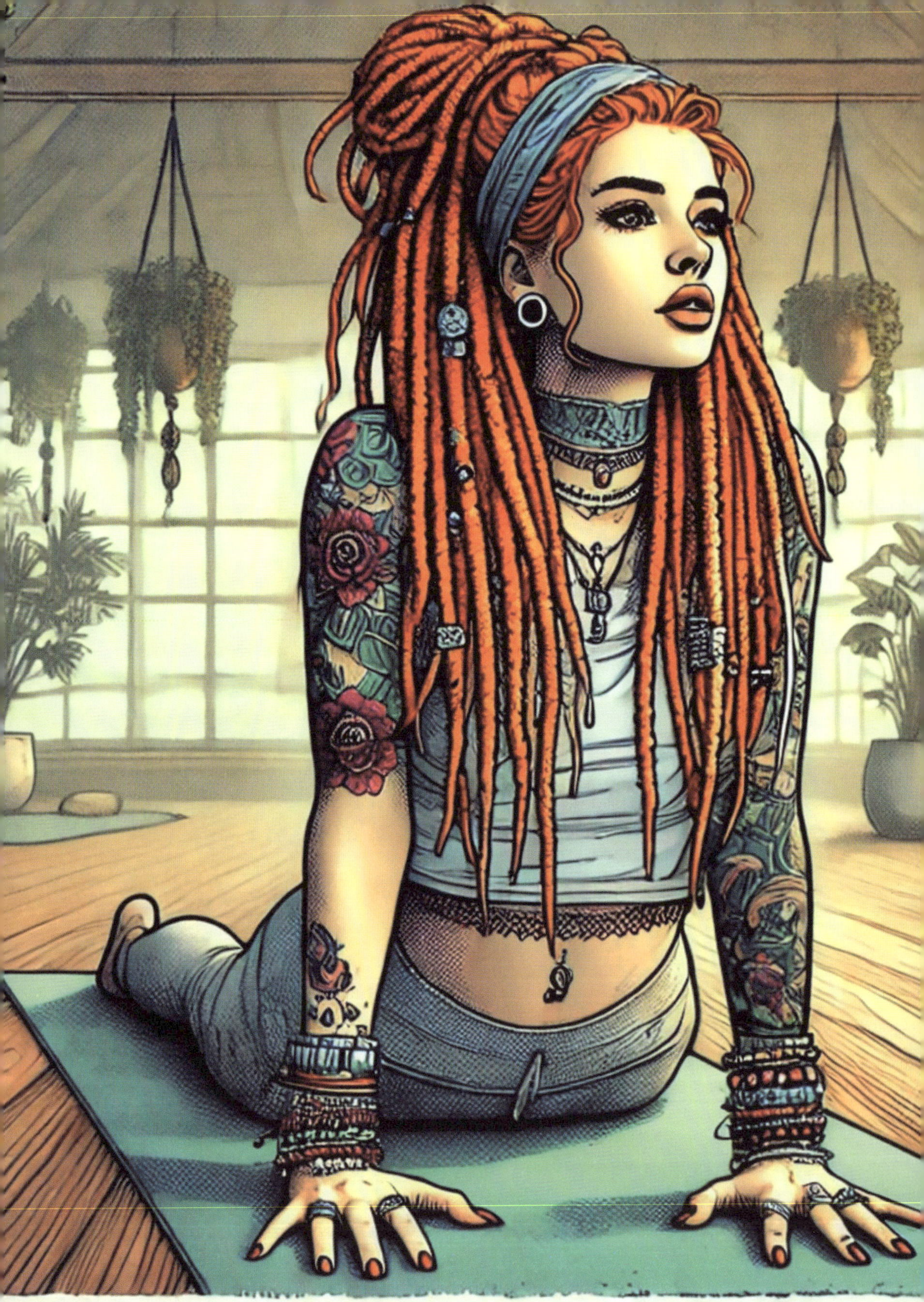

Cibler quelques postures

1. La planche

COMMENT S'INSTALLER :

- Pars à quatre pattes, place tes mains sous tes épaules et tes genoux sous tes hanches.
- Recule ensuite tes pieds un par un, jusqu'à ce que tout ton corps soit aligné comme une planche.

ALIGNEMENT ET SENSATIONS :

- Tes épaules et tes poignets sont sur le même axe, pas trop en avant, ni trop en arrière.
- Active bien la zone abdominale en rentrant le nombril vers la colonne vertébrale et en contractant légèrement les fessiers.
- Ta nuque reste dans le prolongement de ta colonne (fixe un point au sol à environ 20 cm de tes mains pour éviter de trop lever ou baisser la tête).

RESPIRATION ET MAINTIEN :

- Inspire en sentant ta colonne s'étirer, puis expire en consolidant tes abdos et en poussant vers le sol avec tes mains.
- Tiens la posture entre trois et cinq respirations (ou plus si tu te sens à l'aise).
- Sens le travail de tes bras, de tes épaules, de ton dos et bien sûr de tes abdos.

ASTUCE

Si c'est trop intense, pose les genoux au sol, tout en gardant le buste aligné. Tu travailles alors avec plus de douceur, mais tu renforces malgré tout ta sangle abdominale.

2. Le chien tête en bas (variation tonique)

COMMENT S'INSTALLER :

1. Commence à quatre pattes, tes mains légèrement en avant de tes épaules.
2. Sur une expiration, décolle tes genoux du sol et lève le bassin vers le haut et l'arrière, en cherchant à former un « V » inversé.

ALIGNEMENT ET SENSATIONS :

1. Les mains sont bien à plat, doigts écartés, et tu pousses activement le sol, surtout dans la zone de l'index et du pouce, pour éviter de trop charger les poignets.
2. Tente d'amener tes talons vers le sol (ils n'y toucheront pas forcément, mais ce n'est pas un problème).
3. Garde la tête dans l'alignement des bras, nuque relâchée, et la colonne la plus longue possible.

RESPIRATION ET MAINTIEN :

1. Inspire en allongeant le dos, expire en enfonçant tes talons et en contractant tes cuisses.
2. Tu peux « pédaler » sur place en pliant alternativement les genoux pour assouplir l'arrière des jambes.
3. Tiens la posture cinq respirations ou plus en restant attentif à la régularité de ton souffle.

ASTUCE TONIQUE

Si tu veux mettre davantage de poids sur tes épaules et tes bras, avance un chouïa tes mains ou rapproche un peu tes pieds. Contracte encore plus tes quadriceps pour soulager l'arrière des jambes et pousser plus fermement dans tes mains.

3. Le guerrier II

COMMENT S'INSTALLER :

1. Mets-toi debout, fais un grand pas sur le côté avec ton pied droit.
2. Tourne le pied droit à 90° vers l'extérieur, et laisse le pied gauche légèrement incliné (pointe vers l'intérieur).
3. Aligne ton talon droit avec la voûte plantaire gauche (ou talon/talon, selon ta morphologie).

ALIGNEMENT ET SENSATIONS :

1. Plie le genou droit jusqu'à ce qu'il soit juste au-dessus de ta cheville (et pas plus loin).
2. Les hanches s'ouvrent vers le côté.
3. Étire tes bras à l'horizontale, parallèles au sol, paumes vers le bas ou légèrement tournées vers l'intérieur.

RESPIRATION ET MAINTIEN :

1. Regarde droit devant toi, vers ta main droite, sans basculer le buste ni en avant ni en arrière.
2. Allonge la colonne en inspirant, puis en expirant, ancre-toi dans le sol avec tes deux pieds.
3. Reste entre trois et cinq respirations (ou plus, selon ta forme), puis change de côté.

ASTUCE

Si tu sens une pression dans le genou avant, vérifie l'alignement : genou, talon et orteils doivent pointer dans la même direction. Engage aussi ta jambe arrière pour stabiliser le bassin et éviter de t'affaisser en avant.

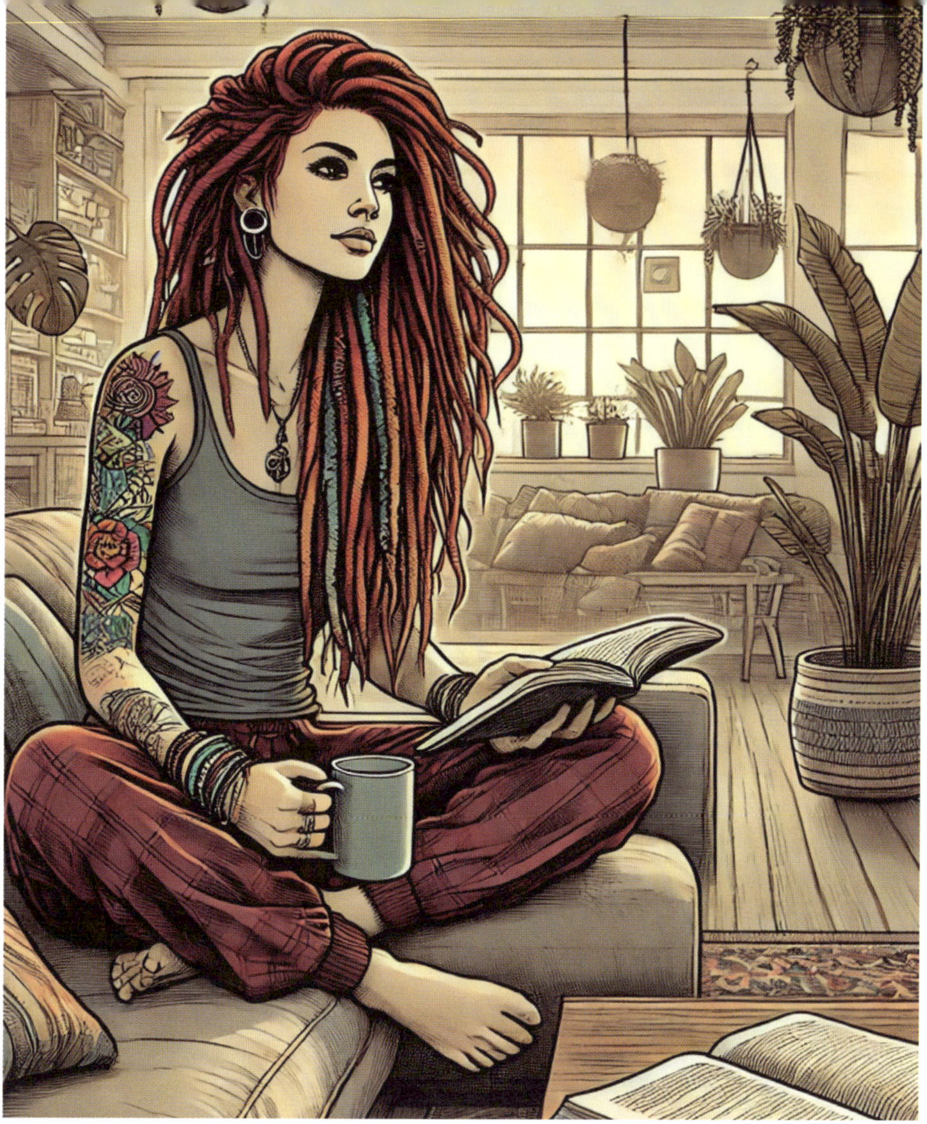

Gérer l'intensité

- Écoute ton souffle : si tu halètes comme après un sprint, c'est que tu forces peut-être un peu trop. Trouve la limite où tu mobilises tes muscles, tout en gardant un rythme respiratoire assez régulier.
- Multiplier les répétitions : plutôt que de rester des heures dans une posture, tu peux préférer les répétitions dynamiques. Par exemple, fais cinq à dix transitions entre la planche et le chien tête en bas. Ça réveille tes épaules et tes abdos, tout en augmentant le cardio.

Ne pas négliger le repos

La force s'acquiert pendant l'effort, mais aussi pendant la récupération. Ton corps a besoin de temps pour consolider les fibres musculaires sollicitées. Un jour plus intense ? Alors le lendemain, privilégie une séance plus cool pour éviter la surcharge et réduire le risque de blessure.

Apprendre à progresser

Constance et progression graduelle

Inutile de chercher à tenir deux minutes en planche dès le premier essai. Commence par quinze ou vingt secondes, puis augmente petit à petit.

Solliciter tout le corps

Varie les postures : certaines font travailler le haut (appuis sur les mains, planches), d'autres les cuisses et le dos (guerriers, demi-pont). À force de jongler entre différents exercices, tu équilibreras ta musculature.

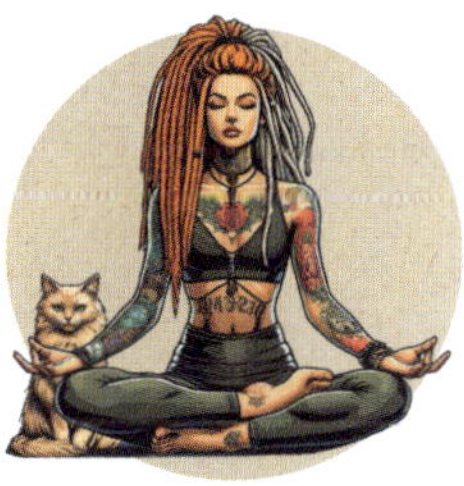

« Grâce à ces quelques bases, tu verras que le yoga n'est pas seulement synonyme de souplesse, mais aussi un super terrain pour sculpter ta force. Ajoute une pincée de régularité et d'écoute de soi, et tu pourras progressivement construire un corps plus tonique, sans pour autant sacrifier la fluidité de tes mouvements. Être «costaud» ne veut pas dire rigide : c'est cet équilibre force-souplesse qui rend la pratique si intéressante et bénéfique sur le long terme. »

Chapitre 11

YOGA POUR UN *BODY* AU TOP DU TOP

Ton couteau suisse pour vivre mieux

Si on l'appelle parfois un « couteau suisse », c'est parce qu'il agit à tous les étages de l'organisme : digestion, circulation, respiration... Bref, un allié de taille pour garder ton corps en bonne santé et t'aider à régler quelques tracas du quotidien. Voici comment cette pratique peut booster ton mieux-être sur plusieurs plans.

Le souffle qui nourrit chaque cellule

Un poumon libéré, c'est un sang mieux oxygéné

Les techniques respiratoires (*pranayama*) favorisent l'expansion de la cage thoracique. En améliorant l'apport d'oxygène, tu aides tes cellules à mieux fonctionner, et ton système circulatoire à faire son job plus efficacement.

Déstresser, c'est bon pour le cœur

Quand on se détend, le rythme cardiaque se régule, la tension artérielle peut baisser, et le stress chronique se fait moins envahissant. Le yoga, grâce à sa combinaison de mouvements et de respiration, est un véritable apaisant naturel.

Un ventre content, c'est la base

Stimulation de la digestion

Certaines postures massent délicatement les organes abdominaux (pense aux torsions simples ou aux flexions vers l'avant). Cette pression douce sur l'estomac et les intestins peut améliorer le transit et limiter les ballonnements.

L'effet « je me sens moins lourd »

Qui n'a jamais eu l'impression d'être « coincé » après un repas copieux? Une petite session de yoga adaptée peut aider à soulager cette sensation en favorisant la circulation sanguine dans la zone digestive et en libérant les tensions nerveuses qui bloquent parfois la bonne marche des organes.

Des muscles actifs pour un système circulatoire au top

Bouger pour faire circuler

Les contractions et relâchements des muscles durant la pratique contribuent à stimuler le retour veineux. C'est particulièrement précieux si tu as les jambes lourdes ou une circulation capricieuse.

Les inversions douces

Tu peux expérimenter des positions où le bassin se retrouve légèrement surélevé, histoire d'aider ton sang à remonter vers le cœur sans forcer. Par exemple en glissant un coussin sous le bassin. Un coup de pouce circulatoire à portée de main !

Un système nerveux qui apprécie le calme

Les postures de relaxation

Le yoga ne se résume pas qu'aux enchaînements dynamiques. Des postures tenues plus longtemps, avec support (comme en *yin* yoga ou en *restorative* yoga), peuvent calmer le système nerveux et booster la récupération.

La respiration comme antidote au stress

Inspirations et expirations conscientes envoient au cerveau le message que tout va bien. Résultat : ton corps sécrète moins d'hormones de stress et tu te sens plus tranquille, même en dehors de ton tapis.

Les petites habitudes qui font la différence

Pratiquer avec régularité

Il ne s'agit pas de tout révolutionner du jour au lendemain, mais quelques minutes par jour peuvent déjà avoir un impact positif sur ton organisme.

Garder un œil sur l'hygiène de vie

Le yoga s'inscrit dans un ensemble : sommeil, hydratation, alimentation équilibrée, etc. Tout ça se combine pour maximiser les effets positifs sur la digestion, la circulation et le bien-être général.

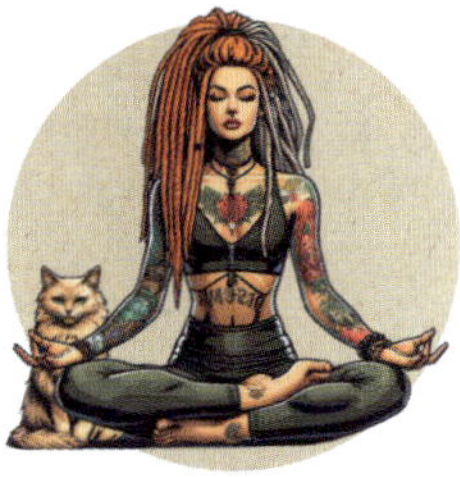

Finalement, se mettre au yoga, c'est un peu comme offrir à ton corps un mode « maintenance préventive ». Au fil de la pratique, tu peux vraiment ressentir des améliorations concrètes : un ventre plus léger, un cœur plus serein, un mental moins agité. Le tout sans gestes extrêmes, simplement en privilégiant l'écoute de tes sensations et la fluidité du mouvement. De quoi te construire un « *body* au top du top » et, plus encore, un organisme qui fonctionne comme une horloge bien réglée.

Le yoga qui améliore vraiment ton quotidien ?

On a parfois l'impression que le yoga, c'est juste un truc sympa à faire pour déstresser ou gagner en souplesse. En réalité, c'est surtout un moyen concret d'améliorer plein d'aspects de ton quotidien. Oui, oui, pour de vrai. Entre le boulot, la vie perso, les obligations qui te tombent dessus à la chaîne, il n'est pas toujours évident de préserver son énergie. Découvre comment le yoga peut devenir un allié précieux dans cette quête d'équilibre et de mieux-être.

Un regain d'énergie dans la journée

Remettre les compteurs à zéro

Au lieu d'enchaîner les heures sans pause, réserve-toi quelques instants pour pratiquer une mini-séquence qui relance la circulation et t'offre une bouffée d'oxygène. Tu verras qu'après cinq minutes de postures simples et un brin de respiration contrôlée, tu te sentiras déjà plus vif et disposé à affronter ta *to-do list*.

Soulager les petites tensions

Les postures ciblées (comme celles qui ouvrent le haut du dos ou qui déverrouillent les épaules) contribuent à calmer ces raideurs qui s'installent quand on reste longtemps assis ou qu'on piétine debout.

Un esprit moins agité

Faire de la place dans sa tête

Le yoga, c'est aussi cultiver une forme de conscience apaisée. En se concentrant sur ses mouvements et son souffle, on laisse moins de place au flot incessant des pensées. Résultat : on aborde les soucis du quotidien avec davantage de recul.

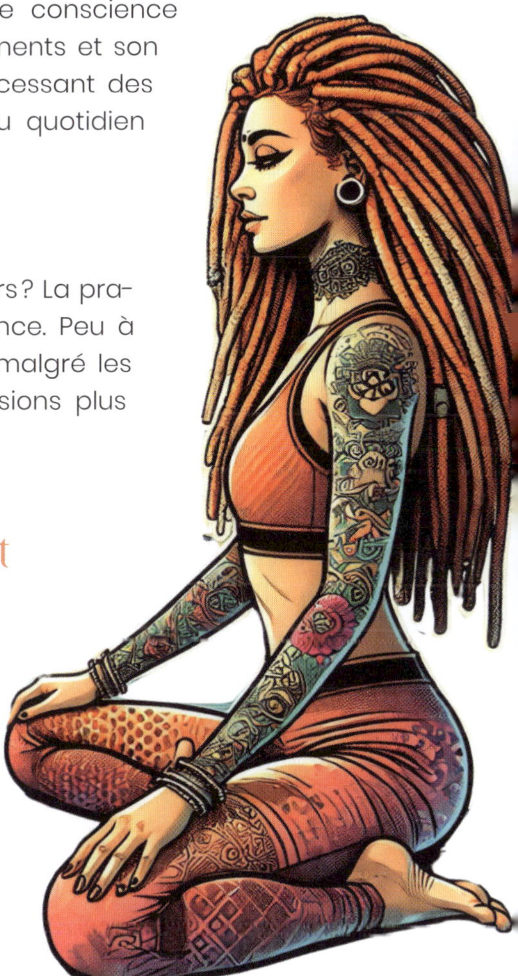

Mieux gérer les imprévus

Tu connais ces journées où tout va de travers ? La pratique régulière favorise une certaine résilience. Peu à peu, ton mental apprend à garder le cap malgré les aléas, ce qui permet de prendre des décisions plus sereines.

Des habitudes qui deviennent un atout santé

Postures et maintien

Rien que le fait de se tenir plus droit en marchant ou en travaillant a des répercussions sur la vitalité. Le yoga enseigne de bons réflexes posturaux qui évitent les crispations inutiles et réduisent les douleurs à la longue.

Sommeil de meilleure qualité

Certains enchaînements relaxants pratiqués en fin de soirée peuvent faciliter l'endormissement. Plutôt que de scroller sur ton téléphone, offrir à ton corps un rituel de yoga doux te met dans de bonnes dispositions pour passer une nuit réparatrice.

Un compagnon de route dans tous tes projets

Confiance en soi

Chaque fois que tu progresses sur une nouvelle posture, c'est un petit défi relevé. Cette satisfaction se répercute ailleurs : tu te sens plus confiant pour aborder d'autres domaines de ta vie.

Un soutien durable

Le yoga n'est pas qu'une mode passagère : c'est une pratique qui t'accompagne sur le long terme. Que tu sois débutant ou avancé, il y a toujours une marge de progression ou une approche différente à explorer, selon l'évolution de tes besoins.

Mettre en place son petit plan d'action

Choisir un créneau régulier

Que ce soit une routine matinale pour se réveiller en douceur ou une séance du soir pour décompresser, fixe un moment qui te convient.

Adapter selon l'humeur

Certains jours, tu préféreras une pratique calme et restaurative. À d'autres, une séance plus dynamique. Écoute-toi, varie les plaisirs, et n'hésite pas à tester différents styles.

Garder le contact avec ses sensations

Chaque posture devrait être l'occasion de ressentir ce qui se passe en toi, plutôt que de forcer ou d'imiter une image parfaite. C'est là que réside la vraie force du yoga : dans cette écoute subtile de ton propre corps et de ton mental.

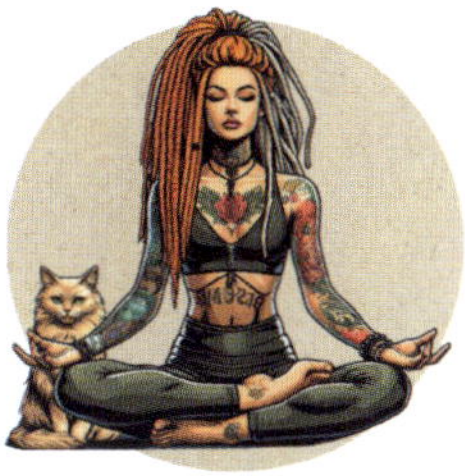

« En clair, un « *body* au top du top » ne se résume pas à un physique ultra-souple ou musclé. C'est aussi un équilibre global où l'énergie circule, où l'esprit est plus calme, et où le corps se sent soutenu dans tout ce qu'il entreprend. Le yoga, dans sa simplicité et sa profondeur, t'offre ce mix gagnant pour vivre mieux au quotidien. »

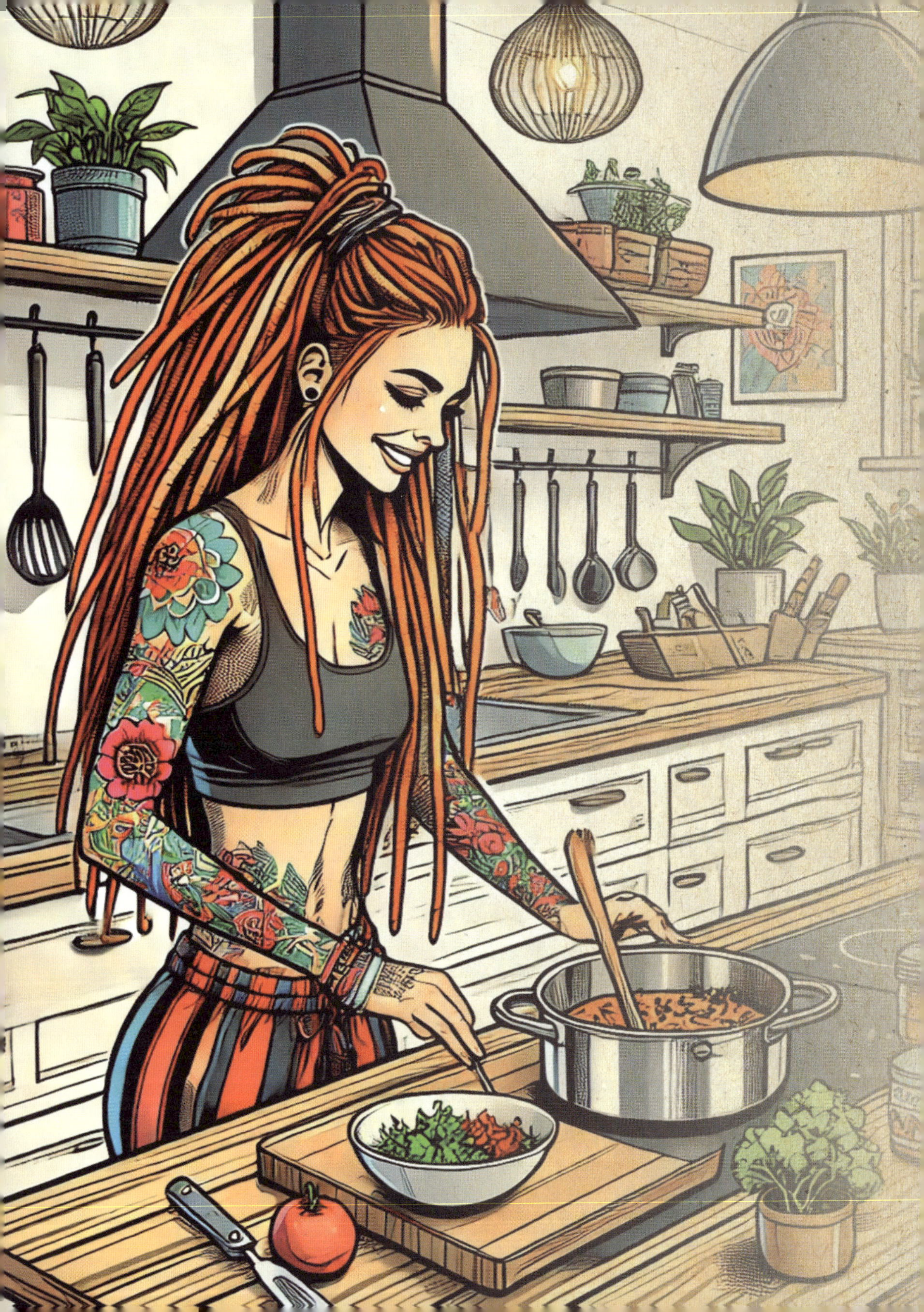

Part Five

YOGA & FOOD

Chapitre 12

QUID DE LA BOUFFE ?

Être un vrai yogi sans manger uniquement des graines

Quand on dit « yogi », beaucoup imaginent directement un adepte d'une alimentation ultra-ascétique, passant ses journées à mâcher des graines germées et à boire de la tisane. La réalité est moins caricaturale : être yogi, c'est avant tout s'écouter et trouver ce qui nous fait du bien, tout en respectant quelques principes de base. Alors, comment nourrir ton corps (et ton esprit) sans tomber dans l'excès ni la frustration ? Faisons un petit tour d'horizon.

L'écoute de soi en priorité

Le yoga, c'est la connaissance de soi. Cette connaissance s'applique aussi à ce qu'on met dans son assiette. Plutôt que de suivre à la lettre un régime à la mode, observe tes sensations. Comment te sens-tu après un repas lourd ? Est-ce que certains aliments te donnent une énergie stable ou, au contraire, un coup de barre ?

Apprendre à décoder les signaux de ton organisme te guide vers une alimentation plus adaptée à tes besoins réels.

Choisir la qualité

On n'est pas obligé de se limiter à la salade verte et au quinoa. Par contre, opter pour des aliments de bonne qualité peut faire une vraie différence. Moins de transformés, plus de frais. Les plats industriels sont souvent pleins d'additifs. Miser sur le « fait maison » te permet de contrôler les ingrédients et les saveurs. Mieux vaut manger local et de saison. Non seulement c'est plus écologique, mais c'est aussi un moyen de profiter d'aliments riches en nutriments (et en goût).

Respecter ses convictions… ou pas !

Dans la tradition yogique, on parle souvent de non-violence (*ahimsa*) qui amène certains à devenir végétariens ou véganes. Attention, ce n'est pas une obligation. Le principal, c'est de faire des choix qui ont du sens pour toi, en cohérence avec tes valeurs. Si tu décides de manger de la viande, privilégie la qualité et les labels qui garantissent un certain respect de l'animal et de l'environnement.

La mesure comme mot d'ordre

Entre le « tout léger » et le « tout gras », il y a un monde. L'équilibre réside souvent dans la modération. Le yoga t'encourage à éviter les extrêmes dans tout, y compris l'assiette. Pas besoin de te priver constamment. Un dessert ou un carré de chocolat peuvent faire partie d'une alimentation équilibrée, tant que ça reste un plaisir ponctuel. Satisfaction et non culpabilité : manger en pleine conscience, c'est savourer chaque bouchée au lieu de gober un paquet de chips devant la télé sans y prêter attention.

Faire de ton repas un petit rituel

Le yoga nous apprend à cultiver la présence. Cette présence, on peut l'amener dans la manière de cuisiner et de manger.

- Prendre le temps : poser son téléphone, se mettre dans un cadre agréable (ou au moins dégagé), et vraiment apprécier ce qu'on mange.
- Respirer entre deux bouchées : ça peut sembler anodin, mais ça évite de tout engloutir en deux minutes. Ton cerveau a besoin de quelques instants pour enregistrer la satiété.

Les petits plus au quotidien

- Hydratation : une boisson chaude (infusion, thé léger) peut aider à la digestion. L'idée n'est pas de vider dix tasses de café, mais de trouver ce qui te fait du bien.
- Varier les plaisirs : céréales, légumineuses, légumes, fruits, bonnes protéines… La diversité garantit un apport nutritionnel complet et moins de monotonie.

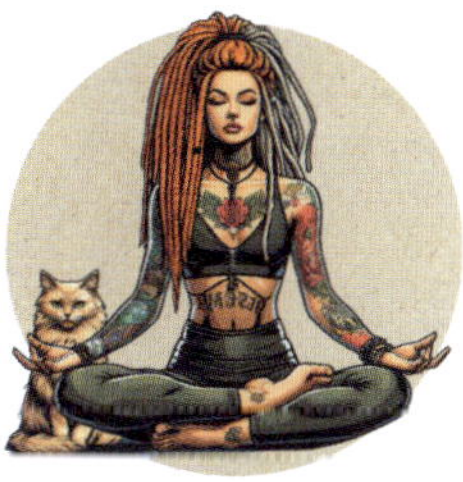

« En bref, être un vrai yogi, ce n'est pas abandonner tout plaisir gustatif, ni se ranger dans une case alimentaire stricte. C'est plutôt développer une relation plus consciente avec la nourriture, basée sur la qualité, le respect, et l'écoute de soi. Et s'il te prend l'envie de croquer un petit gâteau de temps en temps, pas de panique : l'important, c'est la mesure et la bienveillance envers ton corps et ton esprit. Bonne dégustation ! »

« Tu es ce que tu manges » (ça, par contre, c'est vrai)

Beaucoup de clichés circulent autour de l'alimentation « yogi », comme si manger exclusivement des graines était un passage obligé. En réalité, l'enjeu est surtout de prendre conscience de ce que l'on met dans son assiette et de mesurer l'effet que ça a sur notre vitalité, notre humeur et notre pratique. À bien y regarder, le dicton « Tu es ce que tu manges » contient un fond de vérité. Ce qu'on avale devient une partie de nous-mêmes, au sens littéral comme au sens énergétique.

Qualité plutôt que quantité

Plutôt que de s'obséder sur la balance ou sur le décompte des calories, mieux vaut s'attarder sur la qualité des produits. Des aliments frais et de saison, ça change la donne : plus de saveurs, plus de nutriments, et une empreinte écologique plus responsable vis-à-vis de la planète. Rien de tel pour sentir la différence au niveau de l'énergie et de la clarté mentale.

Ton ressenti comme guide

Nul besoin de suivre un régime tout tracé. Écouter les messages de ton corps demeure le meilleur indicateur. Après un repas, sens-tu de la lourdeur ou un regain d'énergie ? Certains aliments te laissent peut-être vaseux, d'autres plus léger et concentré. En prenant des notes mentales (ou en gardant un petit journal), tu peux ajuster progressivement tes choix pour tendre vers un équilibre qui te correspond.

Un lien avec ta pratique

Le yoga n'est pas qu'une question de postures : c'est un art de vivre. Si tu te lances dans une séance après avoir englouti un repas ultra-copieux, tu risques de sentir une différence (et pas qu'un peu !). Inversement, un repas léger et équilibré peut t'offrir une sensation de fluidité dans tes mouvements et dans ta concentration. En clair, la manière dont tu te nourris affecte directement ta pratique et la perception de ton corps.

La « conscience » dans l'assiette

Le yoga met en avant la notion de présence au moment présent. Manger sans distraction en mâchant lentement, c'est déjà une forme de méditation. On se recentre sur les textures, les goûts, les odeurs, et on évite le mode « pilote automatique » où l'on engloutit un plat sans même s'en rendre compte. C'est un petit rituel qui, à force, t'aide à savourer pleinement et à réguler tes envies, plutôt que de les subir.

Ni trop ni trop peu

L'équilibre alimentaire, ce n'est ni se punir ni s'interdire tous les plaisirs. Les excès ponctuels n'ont rien de dramatique, tant qu'ils ne deviennent pas la norme. Faire la fête autour d'un bon repas, c'est aussi nourrir l'âme et le partage. L'important est de revenir vers un mode de fonctionnement qui soutient vraiment ton bien-être.

Adapter selon ses convictions

Certains se dirigent vers une alimentation végétarienne ou végétale, d'autres conservent une part de protéines animales. Dans tous les cas, la clé est de choisir en conscience, avec un souci d'équilibre et de respect (que ce soit pour son propre corps, pour les animaux ou pour l'environnement).

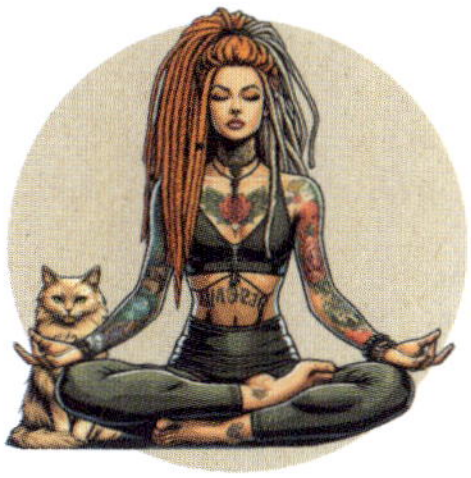

« Finalement, « Tu es ce que tu manges » prend tout son sens dans la démarche yogique : s'observer, trouver son point d'équilibre, et adopter une alimentation qui soutient au mieux ton corps comme ton esprit. Manger devient alors un acte engagé et réfléchi, plutôt qu'une simple nécessité ou une source de culpabilité. La cohérence entre ce que tu mets dans ton assiette et ce que tu vis sur le tapis fait toute la différence sur la durée. Bon appétit! »

Chapitre 13
YOGI & FOOD

Tuto : la *food* pour *upgrade* ta pratique

Ce n'est plus un secret : ce que tu mets dans ton assiette influe directement sur l'énergie que tu apportes sur ton tapis. L'idée n'est pas de se prendre la tête avec chaque bouchée, mais plutôt d'adopter quelques habitudes sensées pour soutenir ta pratique et ton bien-être. Voici un petit guide pour utiliser la nourriture comme un atout majeur dans ton aventure yogique.

Se booster avant la séance

Manger léger

Sauter sur un gros plat juste avant de pratiquer, c'est la garantie de se sentir lourd et un peu vaseux sur le tapis. Une collation, style fruit ou poignée d'amandes, peut suffire à ne pas te retrouver à plat en plein chien tête en bas.

Limiter le café

Un café de temps à autre, pas de souci, mais en descendre plusieurs à la suite peut te rendre nerveux et ralentir l'assimilation de certains nutriments. Si tu cherches un petit coup de fouet plus doux, tente une infusion. Gingembre-citron, par exemple.

La phase de récupération

Un repas complet après ta pratique

Ton corps a besoin de nutriments pour reconstruire et se ressourcer. Des légumes colorés, des protéines (végétales ou animales selon tes choix), et des glucides à indice glycémique modéré (riz complet, quinoa...) te permettront de rester rassasié et stable.

L'hydratation, l'élément-clé

Transpirer, même modestement, implique des pertes en eau et minéraux. Eau, tisanes, ou eau citronnée : l'essentiel est de boire suffisamment, sans noyer ton système pour autant.

Varier pour vibrer haut

Couleurs dans l'assiette

Chaque teinte correspond souvent à des familles de vitamines et minéraux différents. Miser sur la variété te permet d'obtenir un panel complet de nutriments pour rester en forme.

Épices et aromates

Gingembre, curcuma, herbes fraîches... Au-delà de la saveur, ils peuvent apporter un petit coup de pouce pour la digestion ou la vitalité. À intégrer avec discernement selon ton organisme.

Ajuster selon les envies et les besoins

Observer son ressenti

Si une alimentation trop riche te laisse K.-O., à toi de rééquilibrer. Si tu es sujet aux coups de pompe, ajoute des collations intelligentes (oléagineux, fruits, etc.). L'important est de t'adapter à ton mode de vie, et non l'inverse.

Faire évoluer sa pratique

Quand ta pratique devient plus intense, tes besoins énergétiques augmentent. Autorise-toi à manger davantage, mais toujours en restant à l'écoute de tes sensations (faim, satiété, digestion).

Le plaisir avant tout

Pas de régime drastique

Se priver constamment ou s'enfermer dans une liste d'aliments « autorisés » finit par créer de la frustration. Pour que ça dure, il faut que tu conserves un certain plaisir à manger.

Une petite douceur raisonnée

Un dessert occasionnel ou une *comfort food* que tu adores, c'est aussi ça la vie. L'équilibre vient du dosage, pas d'une interdiction totale.

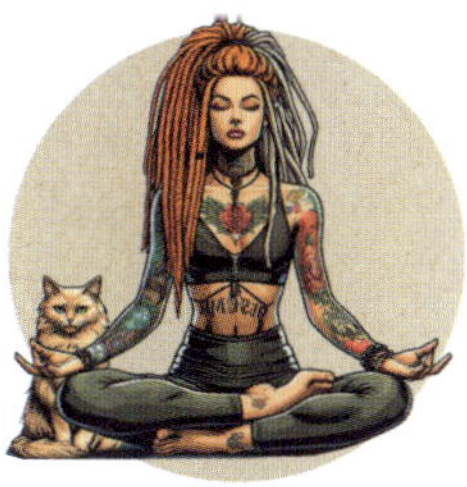

« En somme, la nourriture peut véritablement *upgrade* ta pratique en te fournissant l'énergie, la clarté mentale et la stabilité intérieure dont tu as besoin. Rappelle-toi que chacun est unique : teste, expérimente, et affine ton alimentation au fil de tes expériences.

L'objectif n'est pas de tomber dans l'extrême, mais de trouver ta propre recette pour que ton corps et ton esprit roulent à plein régime, sur le tapis comme en dehors. Bon appétit, et bonne pratique ! »

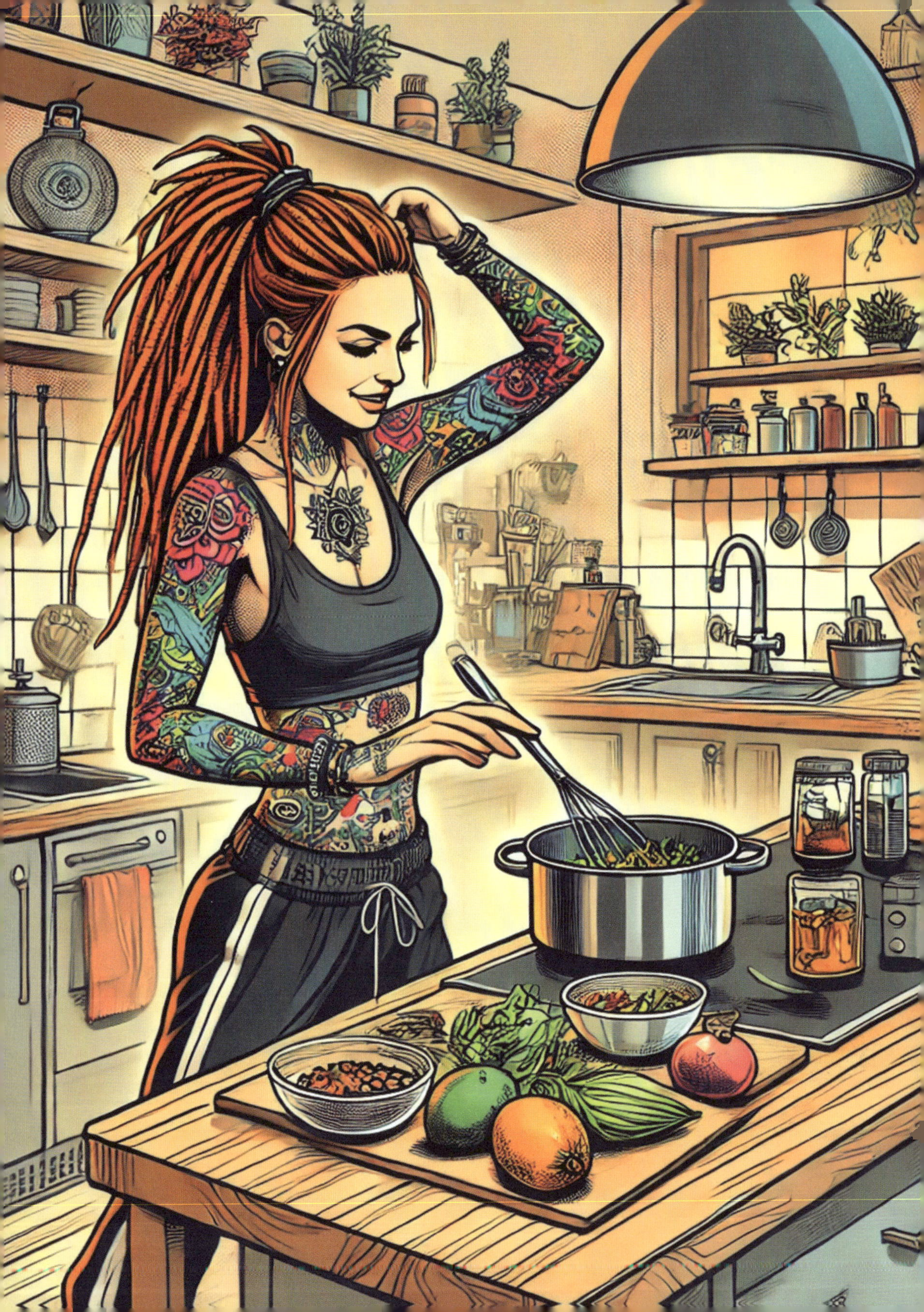

Recettes saines et nutritives

Pour soutenir ta pratique, rien de tel que de miser sur des plats simples, savoureux et bons pour le corps. L'idée n'est pas de s'imposer un régime draconien, mais plutôt de profiter d'ingrédients de qualité, faciles à trouver, et de créer des associations pleines de vitalité. Découvre ci-après quelques idées de recettes équilibrées pour tous les moments de la journée.

Smoothie énergie du matin

Pourquoi on l'aime : il se prépare en un clin d'œil, réveille les papilles et apporte un coup de fouet dès le début de la journée.

INGRÉDIENTS (1 portion)

- 1 banane (ou ½ avocat pour une texture plus onctueuse)
- 1 poignée d'épinards
- 1 c.à.s. de flocons d'avoine
- 1 c.à.c. de beurre d'amande ou de cacahuète
- 200 ml de lait végétal (amande, avoine, etc.)
- quelques graines de chia en *topping* si tu aimes le croquant

PRÉPARATION

1. Mets tous les ingrédients dans un blender.
2. Mixe jusqu'à obtenir une consistance homogène.
3. Ajuste la quantité de lait si tu préfères une texture plus ou moins liquide.
4. Sers immédiatement pour profiter au maximum des nutriments.

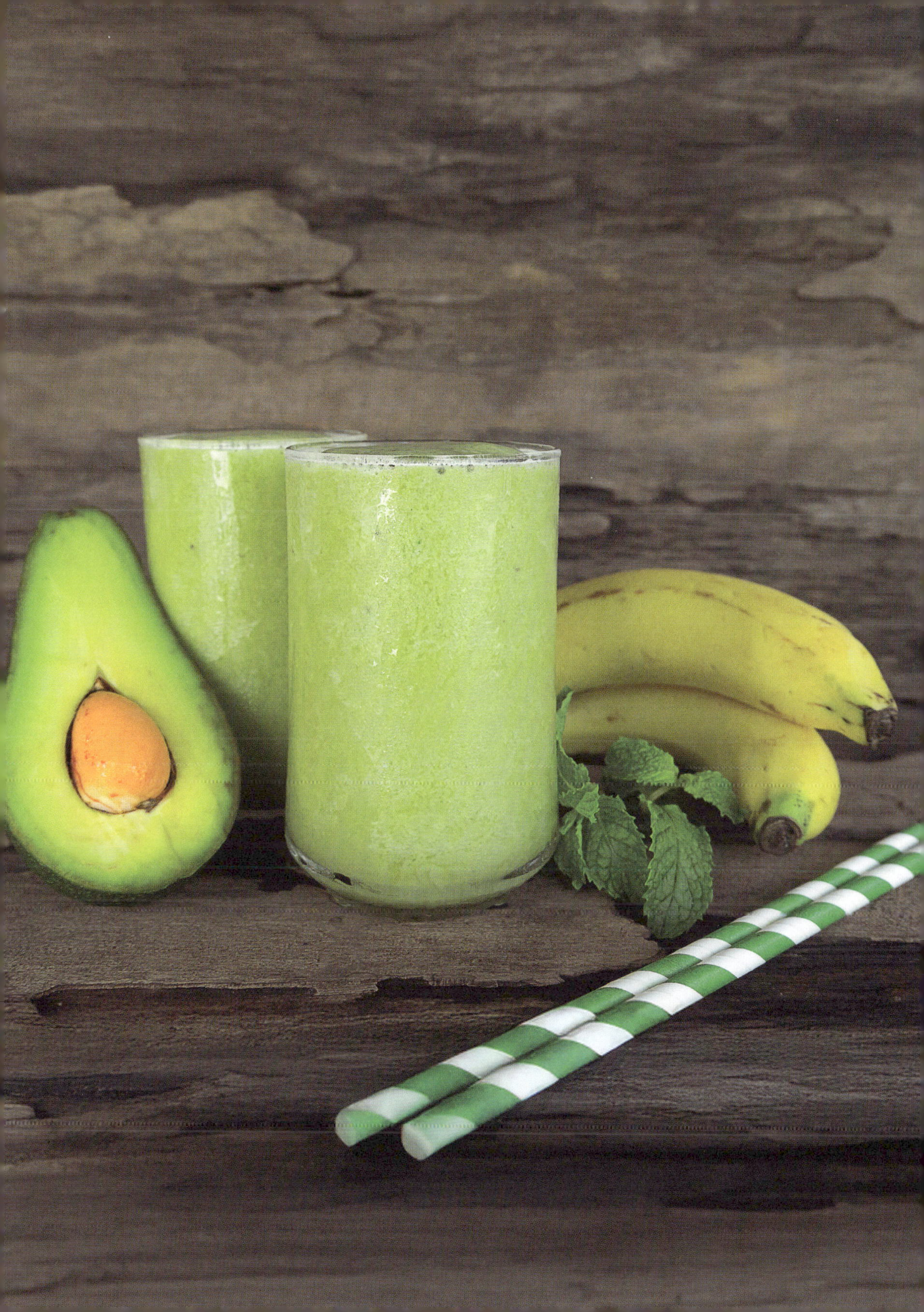

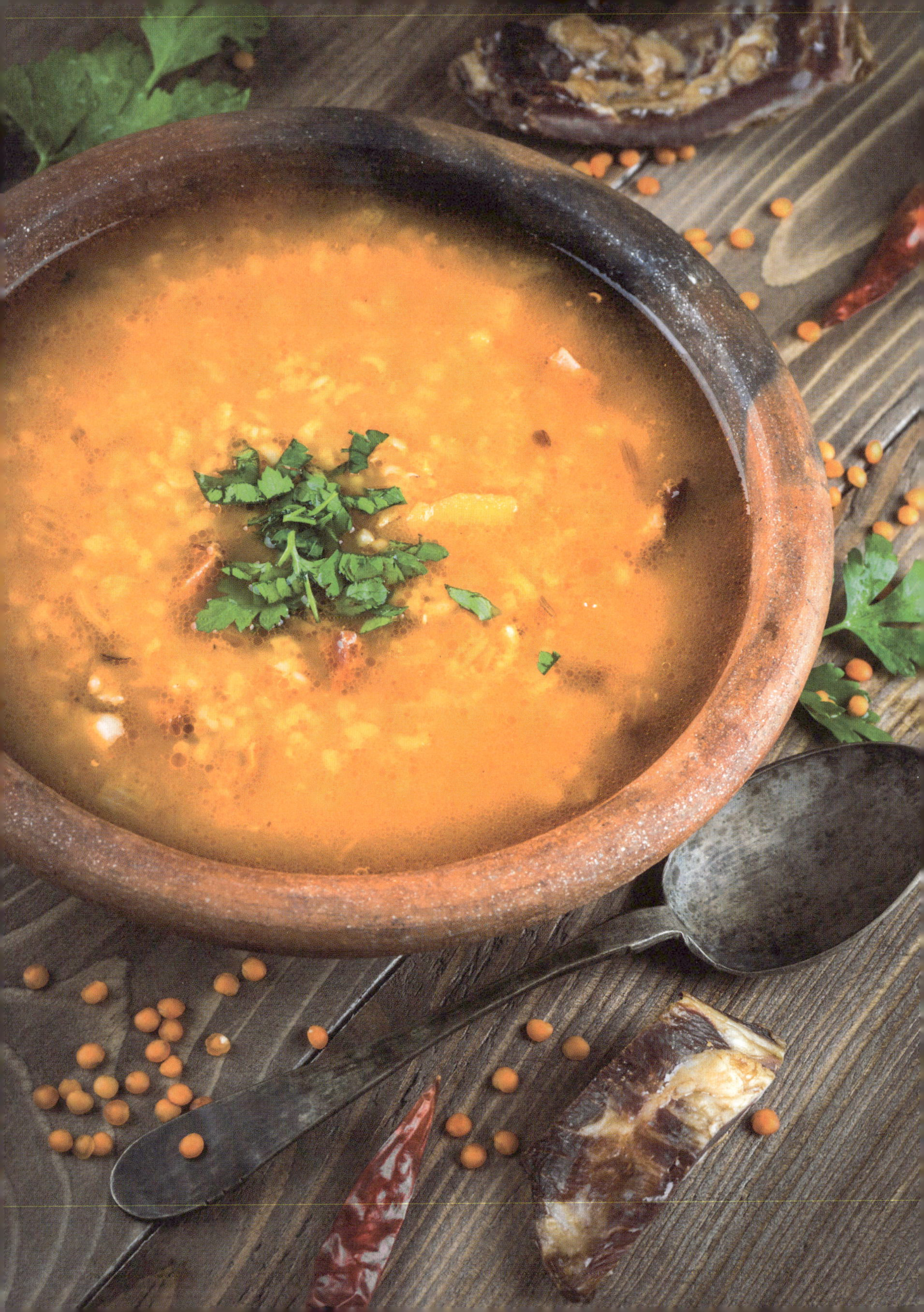

Soupe nourrissante aux lentilles corail

Pourquoi on l'aime : les lentilles corail cuisent rapidement et sont riches en protéines. C'est la soupe idéale après une séance de yoga pour recharger les batteries.

INGRÉDIENTS (2 portions)

- 100 g de lentilles corail
- 1 oignon émincé
- 2 carottes coupées en rondelles
- 1 petite patate douce en cubes (optionnel)
- 1 c.à.c. de curcuma
- 500 ml d'eau ou de bouillon de légumes
- du sel et du poivre
- herbes fraîches selon tes goûts

PRÉPARATION

1. Fais revenir l'oignon dans un filet d'huile.
2. Ajoute les légumes, les lentilles et les épices.
3. Verse le bouillon, porte à ébullition, puis laisse mijoter 15 à 20 minutes.
4. Mixe partiellement ou complètement, selon la consistance que tu préfères.
5. Goûte et rectifie l'assaisonnement.

Buddha *bowl* végétal

Pourquoi on l'aime : c'est le plat « tout-en-un » qui réunit légumes crus, légumes cuits, céréales complètes, protéines végétales et sauce gourmande.

INGRÉDIENTS (1 grand bol)

- 80 g de quinoa ou de riz complet (cuit à l'avance, si possible)
- 1 portion de pois chiches (en conserve ou cuits maison)
- légumes de saison : carottes râpées, courgettes grillées, salade, etc.
- 1 avocat tranché (ou des cubes de tofu marinés)
- 1 c.à.s. de tahin
- jus de citron
- un peu d'eau
- du sel et poivre

PRÉPARATION

1. Dispose le quinoa ou le riz dans le fond du bol.
2. Ajoute les pois chiches, l'avocat, les légumes crus ou cuits.
3. Mélange les ingrédients de la sauce dans un petit bol pour obtenir une texture onctueuse.
4. Nappe le contenu du grand bol avec la sauce au tahin.

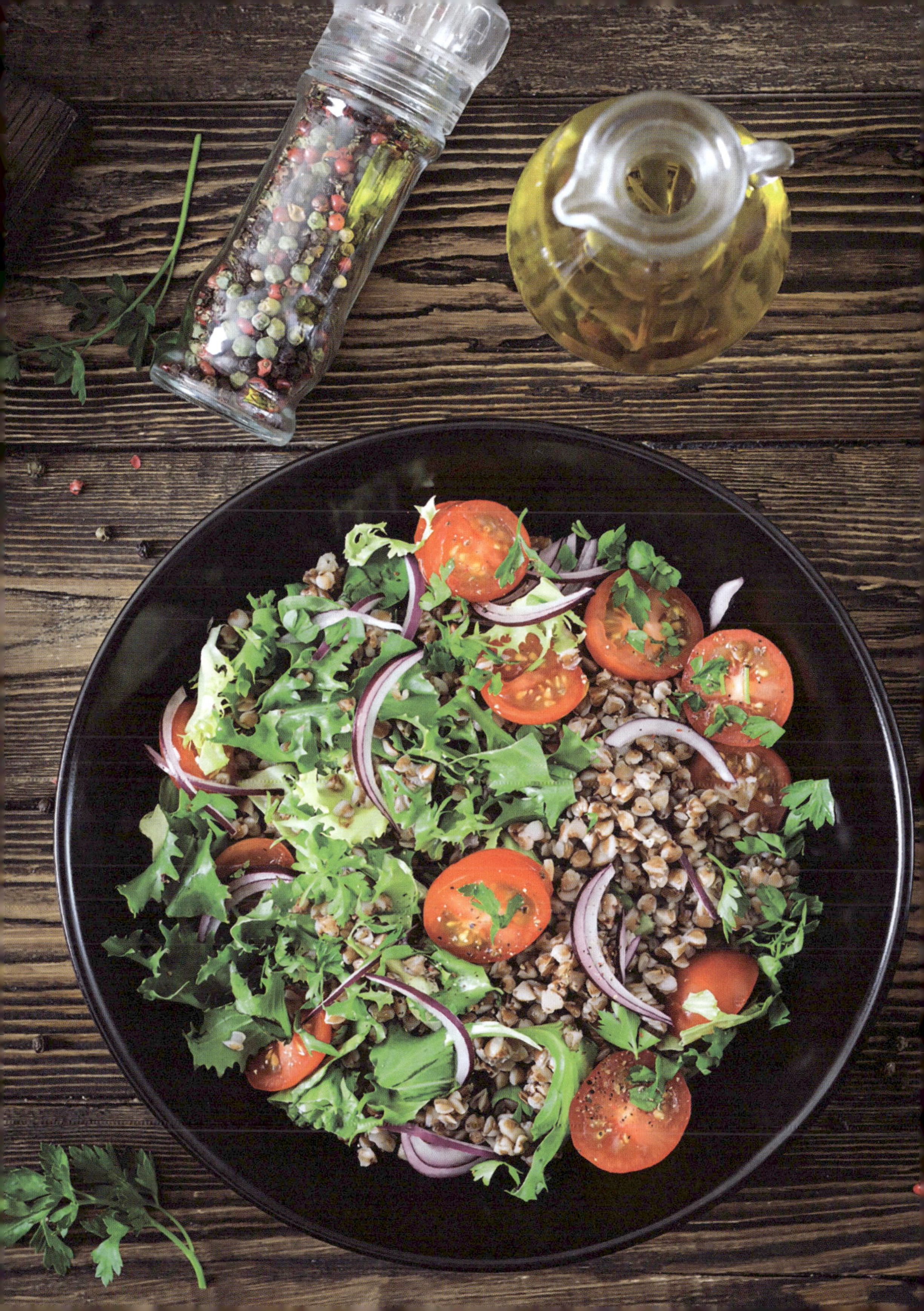

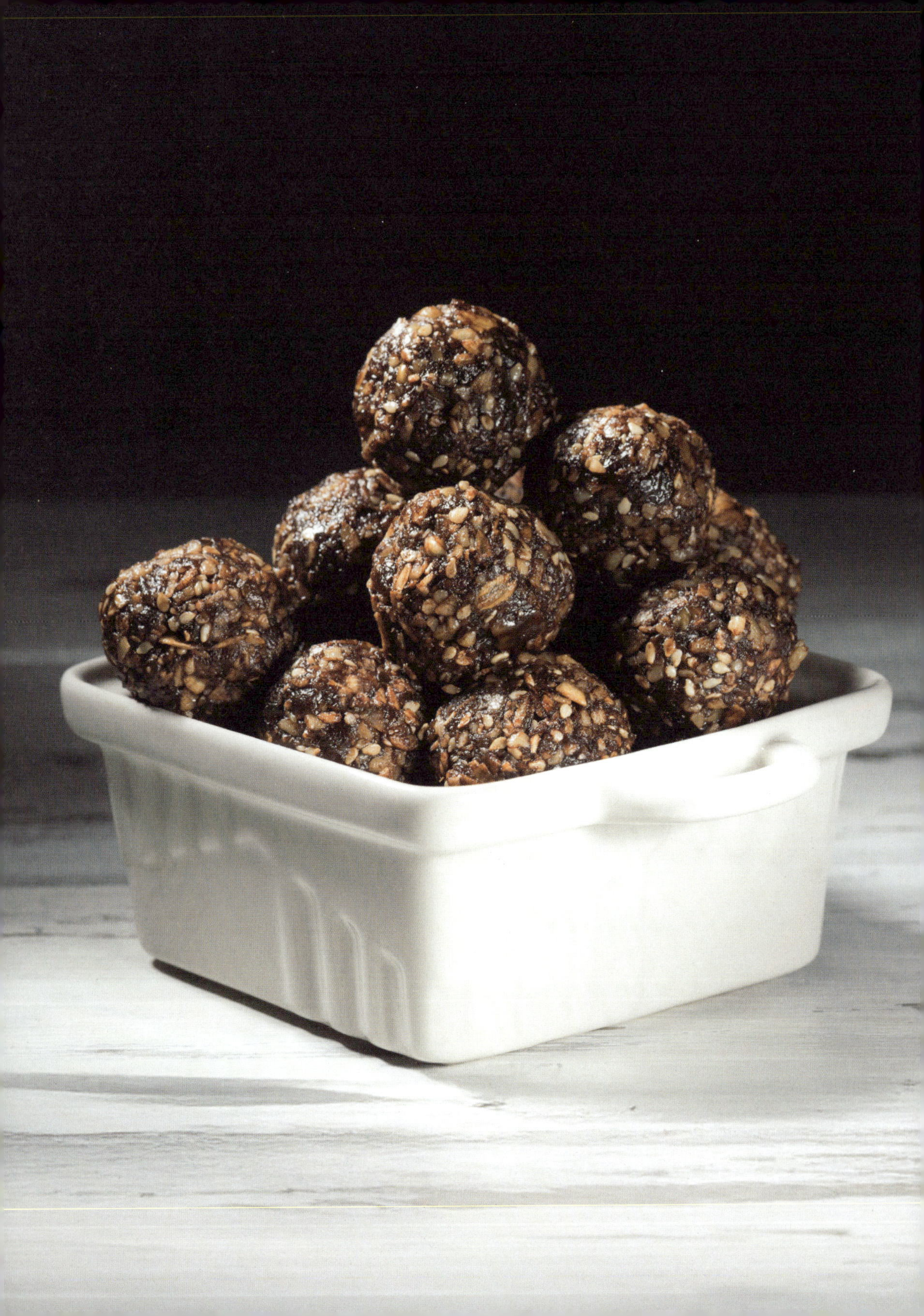

Snack post-pratique : *Energy Balls*

Pourquoi on l'aime : elles se conservent plusieurs jours et sont idéales pour combler un petit creux après une séance.

INGRÉDIENTS (environ 8 à 10 *Energy Balls*)

- 100 g de dattes dénoyautées
- 50 g de noix (amandes, noisettes ou un mélange)
- 1 c.à.s. de cacao en poudre non sucré (optionnel)
- 1 pincée de sel

PRÉPARATION

1. Mixe tous les ingrédients jusqu'à obtenir une pâte un peu collante.
2. Forme des boules de la taille d'une bouchée.
3. Conserve au frais dans une boîte hermétique.

Infusion douceur du soir

Pourquoi on l'aime : elle calme l'esprit et facilite la récupération après une journée bien remplie ou une longue pratique de yoga.

INGRÉDIENTS (1 tasse)

- 1 c.à.c. de fleurs de camomille séchées
- quelques feuilles de verveine (optionnel)
- environ 250 ml d'eau chaude
- un peu de miel, si tu aimes la note sucrée

PRÉPARATION

1. Fais infuser les plantes dans l'eau chaude pendant 5 à 7 minutes.
2. Filtre et ajoute éventuellement une cuillère de miel.
3. Déguste au calme, en prenant ton temps.

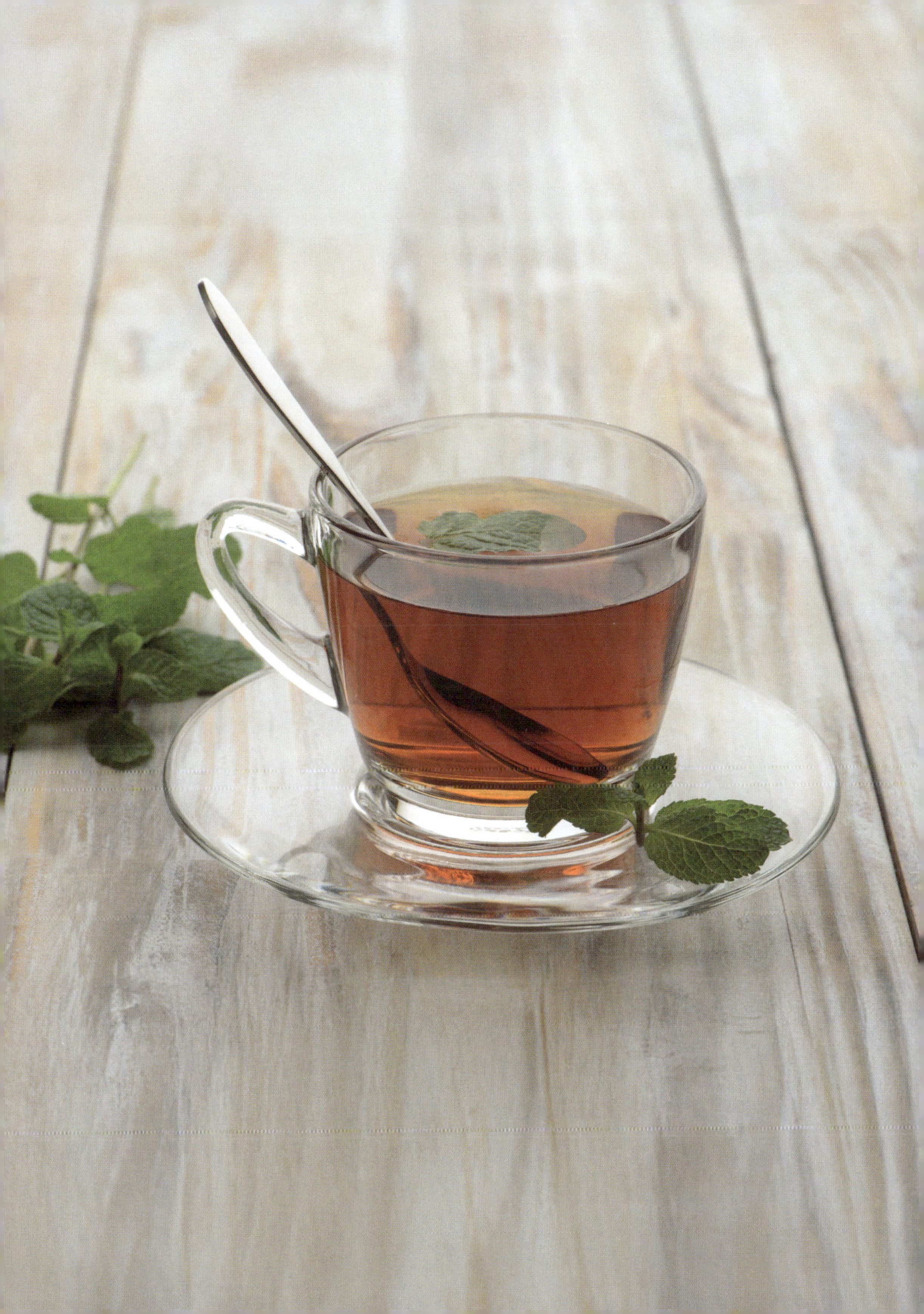

Les clés pour une alimentation consciente

- Simplicité et saisonnalité : utiliser des produits de saison, c'est miser sur la fraîcheur et la variété sans se compliquer la vie.
- Un instant de présence : que ce soit pour le petit déjeuner ou le dîner, essaie de manger dans le calme. Ranger son téléphone, prendre le temps de sentir et goûter chaque aliment.
- Écoute ton corps : si une recette ne te convient pas ou te laisse sans énergie, adapte-la à ta manière. Il n'y a pas de formule universelle, juste des pistes à explorer pour trouver ce qui résonne le mieux en toi.

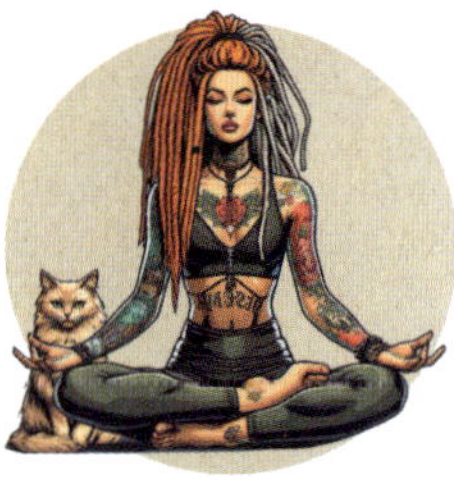

« Ces quelques recettes t'aideront à maintenir un bon niveau d'énergie, à soutenir ta pratique et à te faire plaisir. L'essentiel est d'expérimenter, de garder une approche ludique et de ne pas se bloquer sur la moindre règle. Après tout, la cuisine fait partie intégrante de la philosophie yogique : elle rassemble, nourrit et peut même se transformer en un véritable rituel de bien-être. Bon appétit! »

Chapitre 14

INTOX & DÉTOX

Un corps tout beau tout neuf

On entend souvent parler de «faire une détox» pour «nettoyer» son corps des toxines. Mais entre les publicités pour des cures miracles et les conseils d'amis convaincus, il est facile de s'y perdre. En réalité, l'organisme possède déjà son propre mécanisme d'épuration (foie, reins, poumons, etc.). L'objectif n'est donc pas de tout chambouler à coups de potions magiques, mais plutôt d'alléger la charge que subissent ces organes, tout en soutenant leur travail. Résultat : un corps plus léger, une tête plus claire, et une meilleure vitalité au quotidien.

De quoi parle-t-on exactement?

L'intox, c'est quoi?

Pensons à l'ensemble des facteurs qui peuvent surcharger notre système : alimentation trop lourde ou trop transformée, manque de sommeil, stress chronique, polluants environnementaux. Tous ces éléments peuvent se combiner et fatiguer nos organes filtrants.

La détox, c'est quoi ?

L'idée n'est pas de « vider » complètement le corps, mais de lui offrir un répit, de favoriser l'évacuation des déchets métaboliques et d'optimiser les fonctions naturelles (digestion, élimination).

Alléger sans tomber dans l'extrême

Opter pour des choix plus simples

Réduire la consommation d'aliments ultra-transformés et limiter les sucres ajoutés, c'est déjà un premier pas. Cuisiner soi-même avec des produits bruts, c'est la base d'une « détox » quotidienne.

Attention aux cures drastiques

Les formules trop restrictives, où l'on boit uniquement des jus pendant plusieurs jours, peuvent perturber l'équilibre intérieur si on n'est pas préparé. Mieux vaut y aller doucement, de préférence avec l'avis d'un professionnel, si l'on veut tenter une démarche plus poussée.

Quelques pratiques pour soutenir son corps

Bien s'hydrater

L'eau facilite l'élimination des déchets, que ce soit *via* les reins ou la transpiration. Tisanes, eaux infusées (concombre, citron, menthe) ou simplement de l'eau plate selon ta soif, c'est déjà une aide précieuse.

Respirer à pleins poumons

Une bonne oxygénation est fondamentale. Des exercices de respiration profonds et réguliers permettent de mieux éliminer le dioxyde de carbone et de calmer le système nerveux.

Bouger régulièrement

La sueur participe à l'évacuation de certaines toxines. Que tu pratiques un yoga dynamique, de la marche rapide ou toute autre activité, l'essentiel est de stimuler la circulation sanguine et lymphatique.

Soutenir les organes d'élimination

- Le foie : éviter la surcharge de graisses saturées et d'alcool aide grandement cet organe clé. Les aliments riches en antioxydants (baies, légumes verts) lui donnent aussi un coup de pouce.
- Les reins : une bonne hydratation est la condition *sine qua non* pour faciliter leur travail. Prendre soin de son apport en minéraux (potassium, magnésium) peut aussi aider.
- La peau : l'exfoliation, les douches chaudes et froides, ou de brèves séances de sauna, quand c'est possible, permettent d'ouvrir les pores et d'évacuer par la transpiration.

Le rôle du mental dans la détox

Décharger le corps, c'est bien ; décompresser la tête, c'est encore mieux. Le stress chronique libère une cascade d'hormones qui peuvent perturber le métabolisme. Méditer, lire, passer du temps en pleine nature : autant de moyens de réguler la sphère émotionnelle qui joue un rôle majeur dans l'équilibre global.

Adopter une « mini-détox » au quotidien

Des repas plus légers le soir

Éviter de s'endormir avec un estomac surchargé facilite la régénération nocturne.

Écouter ses signaux

Si tu ressens de la lourdeur ou une baisse de forme, c'est peut-être le moment de réduire un peu la cadence (alimentaire, professionnelle, voire les deux).

Faire le tri dans ses placards

Remplacer peu à peu les produits trop riches en additifs par des alternatives plus saines peut faire toute la différence à long terme.

Une démarche progressive

Se lancer dans une « détox extrême » du jour au lendemain n'est pas forcément la voie la plus indiquée pour tout le monde. L'important est de procéder par étapes, d'écouter les réactions de ton corps et d'ajuster. Le but ? Sentir plus de clarté, d'énergie et de légèreté, sans impression de contrainte excessive.

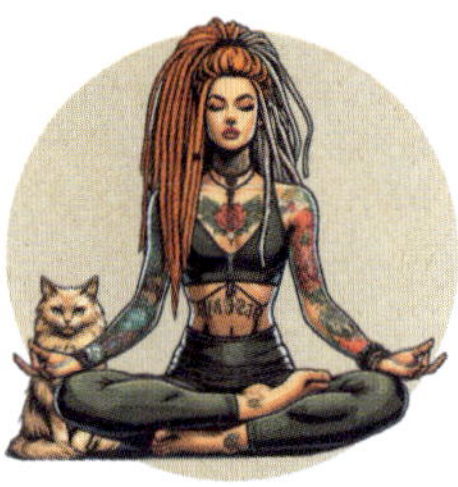

« Finalement, « un corps tout beau tout neuf » ne s'obtient pas en quelques jours de cure magique. Mais plutôt en adoptant, au fil du temps, des habitudes durables. Le yoga, avec sa dimension à la fois physique et mentale, se marie particulièrement bien à cette envie de « nettoyage doux ». Et plus tu intègres ces principes dans ta routine, plus tu découvres qu'« intox & détox » sont deux faces d'une même pièce : alléger la première permet de mieux vivre la seconde. »

Tuto : nettoyage de printemps

Quand on parle de « nettoyage de printemps », on imagine souvent le grand rangement de la maison. Pourtant, l'idée peut très bien s'appliquer à notre organisme. Nul besoin d'entrer dans une méthode extrême : le principe consiste surtout à soulager les systèmes qui éliminent naturellement les déchets, tout en permettant à l'esprit de se rafraîchir. Prêt à donner un petit coup de frais à ton « chez-toi » intérieur ? Suis le guide.

Pourquoi un « nettoyage » ?

Au fil du temps, nos routines (stress, alimentation inadaptée, manque de mouvement) peuvent générer un trop-plein. Accorder une pause à son corps, c'est lui offrir l'occasion de mieux gérer tout ce qui l'encombre et de favoriser un regain de vitalité. On ne cherche pas la perfection, juste à alléger la charge et à retrouver un certain équilibre.

Miser sur la légèreté dans l'assiette

Épurer le contenu du frigo

Retire ou limite les produits bourrés d'additifs, de sucres raffinés, et les plats prêts à l'emploi. Place davantage de fruits, de légumes colorés, de graines, et de céréales brutes dans ton champ de vision.

Une hydratation régulière

Une eau de qualité, des infusions, un soupçon de citron le matin : ces petits gestes simples aident à drainer et à soutenir la fonction d'évacuation des toxines.

Bouger pour mieux circuler

L'activité physique n'a pas besoin d'être intense pour être bénéfique. L'essentiel, c'est la régularité.

Petites promenades : marcher un quart d'heure après le déjeuner ou le dîner, ça oxygène et ça facilite la digestion.

Postures douces : des enchaînements de yoga axés sur l'ouverture (torsions, flexions légères) peuvent soulager les tensions accumulées et stimuler la circulation des fluides corporels.

Offrir un *break* à son mental

Le « ménage » de printemps ne concerne pas que le corps physique. Éteindre ses écrans de temps en temps en se déconnectant un moment permet de libérer l'esprit du flux constant d'informations.

Écouter ses sensations avant de se coucher et consacrer quelques minutes pour se recentrer (respiration lente, lecture apaisante, ou simplement un instant de méditation) sont d'excellentes manières de calmer le mental.

Des petits gestes simples aux grands effets

Faire le tri dans ses placards

Entre deux séances de yoga, pourquoi ne pas passer en revue tes affaires ? Désencombrer ton espace de vie renvoie à une forme de légèreté intérieure.

Privilégier des routines faisables

Plutôt que de bouleverser toutes tes habitudes en une fois, ajoute quelques rituels progressifs : un bol de soupe légère le soir, une séance de respiration profonde au réveil, ou un moment de gratitude avant de dormir.

Écouter la réponse de son corps

Chacun réagit différemment. Certaines personnes se sentiront plus légères dès les premiers jours, d'autres auront besoin de plus de temps. L'important, c'est de rester attentif aux signaux : si tu ressens une fatigue excessive ou si tu es irritable, c'est peut-être que tu forces un peu trop la cadence.

Dans la durée

Le nettoyage de printemps n'est pas qu'une période ponctuelle. Les habitudes que tu prends ici peuvent s'inscrire sur le long terme. En restant dans la mesure et en évitant les extrêmes, tu découvriras peu à peu la satisfaction d'un quotidien plus serein, sans encombrer ni ton corps ni ton esprit de superflu.

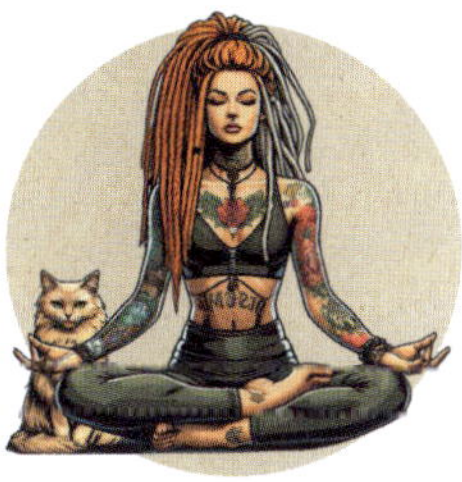

« Finalement, un « tuto : nettoyage de printemps » version yoga, c'est un savant mélange : simplifier son alimentation, bouger suffisamment (mais sans excès), et calmer le mental par des respirations conscientes et des pauses bien choisies. Le tout dans une démarche douce, qui respecte tes besoins du moment. Bonne « rénovation » intérieure ! »

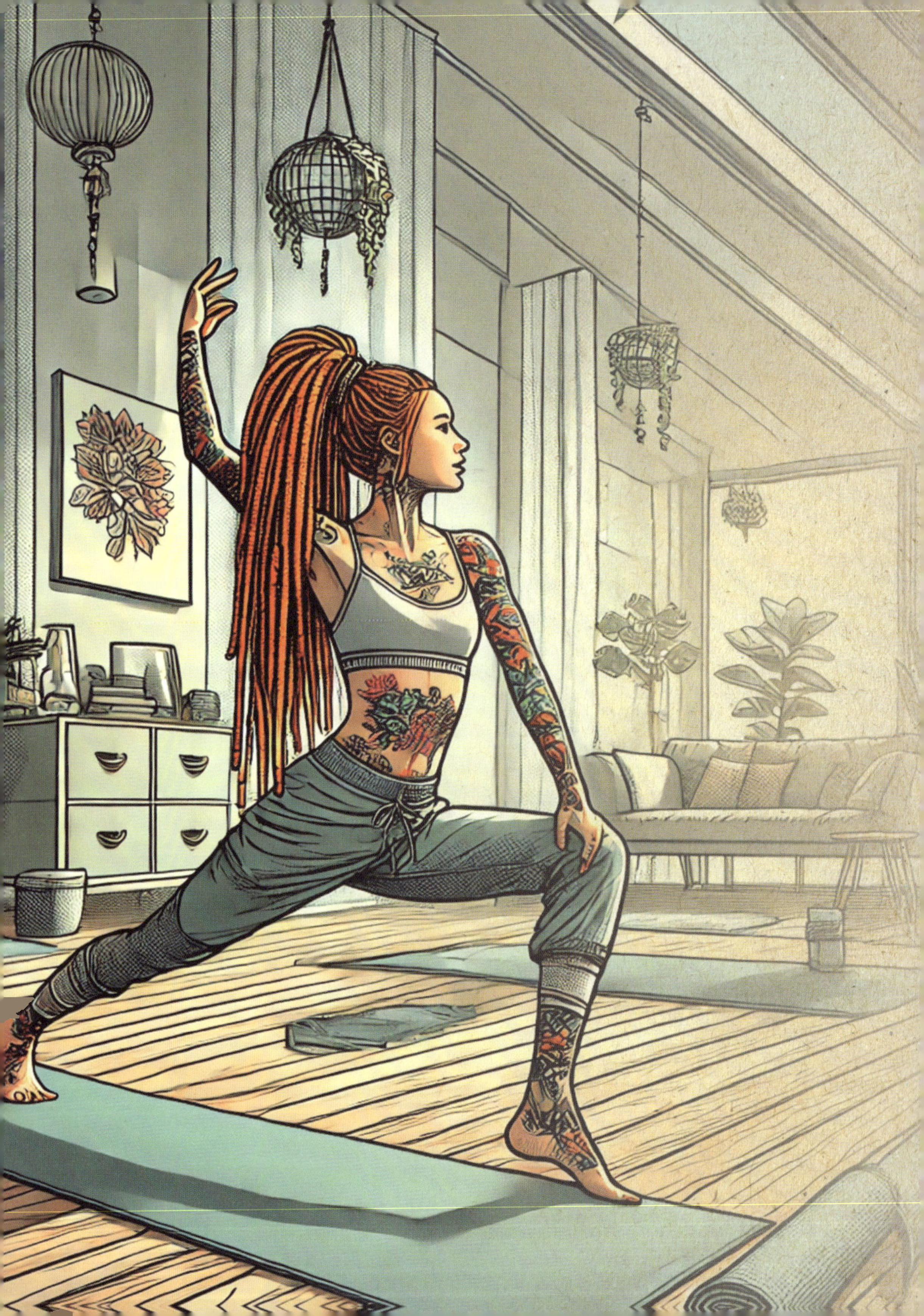

Part Six

YOGA & YOU

Chapitre 15

LA PRATIQUE PERSO

Adapter le yoga sans s'adapter au yoga

Le yoga a parfois la réputation d'être ultra-codifié avec ses postures à tenir au millimètre près, sa respiration à caler sur un tempo précis et ses rituels presque sacrés. Pourtant, la magie du yoga, c'est aussi sa capacité à s'adapter à chacun, à chaque corps, à chaque emploi du temps et à chaque tempérament. Dans ce chapitre, on explore l'idée d'une pratique personnelle qui se façonne autour de tes besoins, plutôt que de t'enfermer dans un moule qui ne te correspond pas.

Pourquoi une pratique personnalisée ?

Respecter ton rythme

Nos journées ne se ressemblent pas et nos corps non plus. Certains jours, tu as la pêche pour enchaîner des postures dynamiques. D'autres fois, tu rêves d'un moment doux et lent. Adapter ta pratique, c'est honorer ton état du moment.

Tenir dans la durée

Une routine trop stricte peut décourager lorsqu'on n'a pas la disponibilité mentale ou physique pour tout suivre à la lettre. Si, au contraire, tu la crées « sur mesure », tu auras plus de chances de l'inscrire dans ta vie, jour après jour.

Les ingrédients d'une pratique perso

La durée

Tu n'as pas toujours une heure à y consacrer ? Pas grave ! Un enchaînement de dix minutes, régulièrement, peut déjà changer la donne.

L'intensité

Varie entre des séquences dynamiques (*vinyasa*, par exemple) et des approches plus calmes (*yin* yoga ou *restorative* yoga). Tout dépend de ton énergie et de tes envies.

Le *timing*

Certains adorent commencer la journée par un salut au soleil, d'autres préfèrent se détendre le soir pour mieux dormir. Teste pour voir ce qui te convient, sans t'imposer un dogme.

Tenir compte de son corps

Les contraintes physiques

Petits bobos, douleurs ponctuelles ou anciennes blessures : on ne les ignore pas ! Ajuste les postures en conséquence, utilise des accessoires (blocs, sangles, coussins) si besoin, et n'hésite pas à demander l'avis d'un pro si tu n'es pas sûr de l'alignement.

Les signaux internes

Fatigue, courbatures, manque de souplesse temporaire... Il y a des jours où ton corps te dira clairement « pas maintenant » ou « fais plus *soft* ». Écoute-le.

Oser la créativité

Le yoga peut très bien se mêler à d'autres pratiques ou s'enrichir de tes passions personnelles.

Musiques variées

Tu peux tester ta séance avec une *playlist* qui t'inspire, qu'elle soit classique, jazzy, pop ou électro.

Intégrer d'autres disciplines

Un peu de Pilates pour renforcer le centre, une touche de danse pour le plaisir de la fluidité... Tu peux tout à fait inventer ton propre « *flow* ».

Les bénéfices d'une approche sur mesure

Évasion du quotidien

Quand tu configures ta pratique à ton goût, tu as vraiment l'impression de prendre un moment pour toi, un espace où tu peux t'épanouir sans te conformer à un code.

Découverte de soi

Chaque fois que tu ajustes, tu en apprends un peu plus sur tes capacités, tes limites, et la façon dont tu peux évoluer au fil du temps.

Se fixer des repères… ou pas !

Des objectifs flexibles

Tu peux avoir envie de développer ta force, d'améliorer ta souplesse, de calmer ton mental, ou même de réaliser une posture particulière. Rien ne t'empêche de te donner une ligne directrice, tout en restant libre de l'adapter selon l'humeur du jour.

Prendre des notes

Un petit journal de pratique, pourquoi pas ? C'est un moyen sympa de retracer ton ressenti après chaque séance et de voir ton évolution (de tes hauts et de tes bas).

Rester à l'écoute

Le principe clé d'une pratique perso, c'est de ne jamais s'enfermer dans une routine stricte au point d'en oublier l'écoute de soi. Inutile de te mettre la pression pour cocher toutes les cases d'une séance « type ». La souplesse mentale compte autant (voire plus) que la souplesse physique.

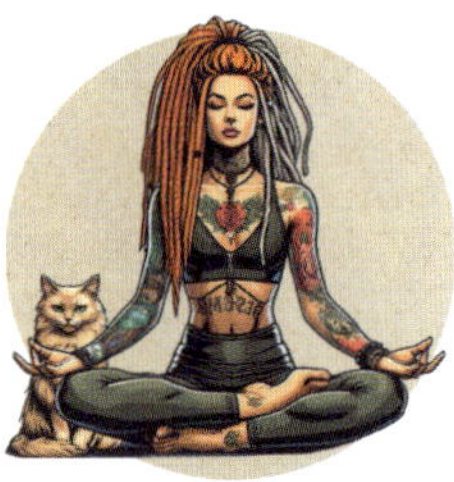

« En définitive, « adapter le yoga sans s'adapter au yoga », c'est embrasser sa flexibilité intrinsèque. Tu peux être ton propre guide. Il suffit d'expérimenter, d'explorer. Au fil de ce chemin, tu découvriras que la plus grande richesse du yoga réside dans cette liberté d'inventer une pratique qui te ressemble, et qui respecte la singularité de chaque instant de ta vie. »

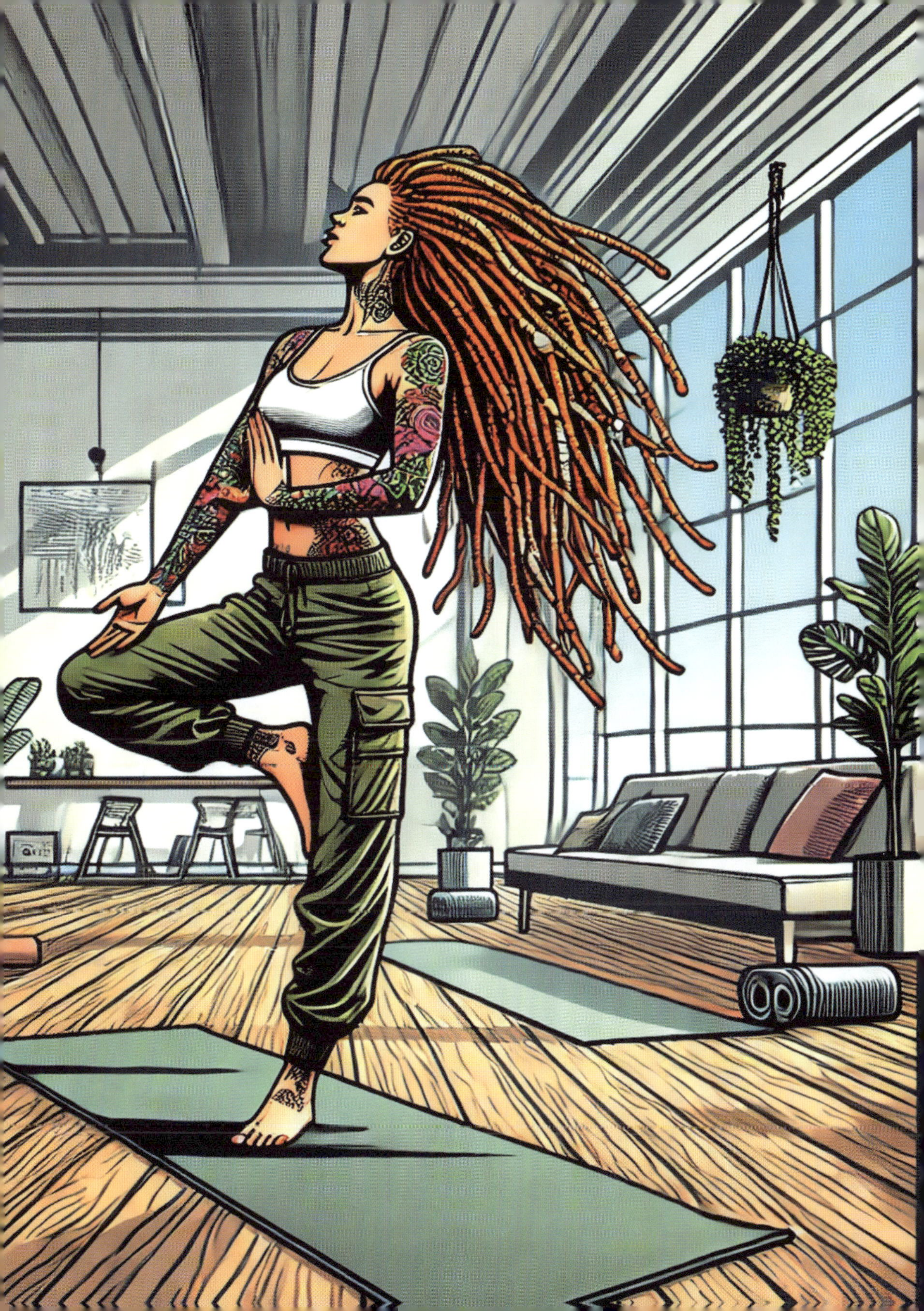

Pratiquer sans faire de dingueries

Il peut être tentant de vouloir imiter les vidéos spectaculaires qu'on voit défiler sur les réseaux, avec des postures de yoga ou d'acrobaties à couper le souffle. Mais avant de se lancer, mieux vaut se demander si cela correspond vraiment à nos besoins et à notre condition physique. Loin de l'esprit de performance, le yoga, c'est avant tout une pratique d'écoute et d'équilibre. Voici quelques pistes pour développer ta routine personnelle sans te mettre en danger.

Rester vrai avec soi-même

Clarté sur ses motivations

Avant de dérouler ton tapis, pose-toi la question : pourquoi pratiques-tu ? Pour te détendre, renforcer ton corps, calmer ton mental ? En identifiant clairement tes intentions, tu évites de partir dans tous les sens.

Éviter la surenchère

Les postures extrêmes peuvent être inspirantes, mais elles ne sont pas un *must* pour ressentir les bienfaits. L'essentiel, c'est ce qui se passe à l'intérieur, pas en extérieure de la posture.

S'écouter vraiment

Un jour n'est pas l'autre

Notre énergie fluctue. Il y a des matins où l'on se sent invincible, et d'autres où même la salutation au soleil semble un défi. Apprendre à reconnaître ces différences, c'est déjà pratiquer le yoga de manière responsable.

Accepter ses limites

Vouloir tout, tout de suite, c'est la meilleure façon de se faire mal. On avance étape par étape en respectant son ressenti, sans forcer à outrance.

Adapter les postures

Utiliser des supports

Blocs, sangles, couvertures : ces accessoires ne sont pas réservés aux débutants. Ils aident à maintenir une bonne posture et à éviter les compensations dangereuses.

Modifier la forme

Si une posture classique te tire trop dans le bas du dos ou sollicite trop tes poignets, n'hésite pas à explorer des variantes plus douces. Il existe toujours une façon d'ajuster pour épouser ta morphologie.

Privilégier la qualité à la quantité

Moins de postures, plus de conscience

Plutôt que d'enchaîner un maximum de formes compliquées, concentre-toi sur quelques positions essentielles en y mettant toute ton attention. Tu gagneras en stabilité et en confort.

La respiration comme guide

Si tu perds ta respiration ou si elle devient haletante, c'est souvent un signe que tu vas trop loin ou trop vite. Reviens vers un souffle plus calme avant de continuer.

Ne pas se priver de conseils

Observer et apprendre

Assister à un cours de temps en temps, poser des questions, regarder des tutoriels sérieux : tout cela peut t'aider à progresser sans te mettre en difficulté.

Savoir demander de l'aide

Même si tu pratiques surtout chez toi, un professeur ou un ami expérimenté peut repérer une mauvaise habitude d'alignement qui passerait inaperçue autrement.

Les bienfaits d'une pratique mesurée

Moins de risque de blessure

En restant dans ta zone de confort (et en l'agrandissant petit à petit), tu évites les à-coups et les douleurs persistantes.

Un mental plus serein

Le fait de ne pas se mettre la pression libère l'esprit. Tu te retrouves à pratiquer pour le plaisir et l'équilibre, plutôt que pour « cocher une case » ou impressionner qui que ce soit.

Continuer à évoluer, mais en douceur

Un pas après l'autre

Au fil du temps, tu développeras naturellement plus de souplesse, de force et d'endurance. Fais-le avec patience, et ces progrès seront plus solides.

La régularité, clé de voûte de l'apprentissage

Il vaut mieux pratiquer un peu chaque jour ou quelques fois par semaine, sans stress, plutôt que de se lancer dans des exploits sporadiques qui risquent de mal se terminer.

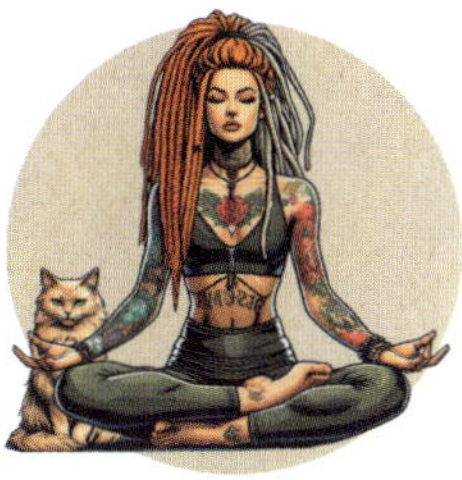

En résumé, «pratiquer sans faire de dingueries» revient à honorer l'essence même du yoga : évoluer dans une ambiance de respect de soi, de sécurité et de joie. Chaque étape parcourue est alors empreinte d'une stabilité intérieure qui rend l'expérience réellement transformative. Et si, parfois, tu rêves de tester une posture un peu folle, fais-le dans les règles de l'art, avec prudence, et n'oublie jamais que la plus belle prouesse est celle d'une pratique durable qui fait du bien, jour après jour.

Chapitre 16

LE YOGA EN DEHORS DE TON TAPIS

Petites pratiques de yoga pour une journée *over charged*

Il y a des jours où l'on court dans tous les sens, et où même dérouler son tapis semble être mission impossible. Pourtant, le yoga peut parfaitement s'inviter dans la routine la plus chaotique, sans nécessiter d'espace ni de matériel particulier. Voici quelques astuces pour faire entrer la pleine conscience et la détente dans ton quotidien *surbooké*.

La respiration *On the Go*

Respiration profonde en voiture

Si tu es coincé dans un embouteillage ou dans les transports, profites-en pour prendre trois à cinq respirations amples en te concentrant sur chaque inspiration et chaque expiration.

Soupirs libérateurs

Quand la pression monte, autorise-toi un grand soupir. C'est un réflexe naturel pour se détendre, et ça redonne un peu d'oxygène à tes cellules.

Des mini-étirements au bureau

Enrouler les épaules

Assis, décolle doucement les épaules de tes oreilles, fais-les rouler vers l'arrière plusieurs fois, puis vers l'avant. Ce simple geste soulage les tensions et évite la crispation due à la position statique.

Twist discret

Place ta main droite sur ton genou gauche et tourne le buste vers la gauche. Tiens quelques secondes en respirant calmement, puis change de côté. Idéal pour redynamiser la colonne vertébrale.

Faire une pause consciente

Marcher en pleine conscience

Quand tu te déplaces d'un point A à un point B (même dans un couloir), ressens la plante de tes pieds sur le sol, perçois le mouvement de tes chevilles, et essaie d'être présent à chaque pas.

Pause visuelle

Si tu travailles sur écran, arrête-toi quelques secondes et fixe un point éloigné ou un élément extérieur (une plante, le ciel, etc.). Relâche les muscles autour des yeux, prends une ou deux respirations plus longues avant de revenir à ta tâche.

Gérer les pics de stress

Respiration carrée

Inspire en quatre temps, retiens le souffle en quatre temps, expire en quatre temps, retiens à nouveau (si c'est confortable) quatre temps. Répète deux ou trois fois l'opération pour calmer les battements du cœur et stabiliser le mental.

Bouger la tête et le cou

Les tensions se logent souvent dans la nuque. Décris de lents cercles avec la tête en restant à l'écoute de toute «zone de tension» et en évitant de forcer.

Ritualiser le temps libre

Avant le repas

Prends trente secondes pour sentir ta faim réelle. Pose simplement tes mains sur ton ventre, ferme les yeux, et constate si tu as vraiment besoin de manger ou s'il s'agit de stress ou d'habitude.

Avant le coucher

Allonge-toi sur le dos, relâche progressivement tout ton corps, orteils compris. Laisse-toi aller à la gravité, avec une respiration lente. Cette mini-relaxation peut faciliter le sommeil.

Un rappel permanent de la présence

Un objet *anchor*

Place un petit objet (pierre, carte, figurine) sur ton bureau ou dans ta poche. Chaque fois que tu le vois ou le touches, souviens-toi de prendre une respiration profonde.

Les alarmes *mindfulness*

Programme une ou deux alarmes douces sur ton téléphone dans la journée. Quand elles sonnent, ferme les yeux et observe ta posture, ta respiration, et ton état émotionnel durant un bref instant.

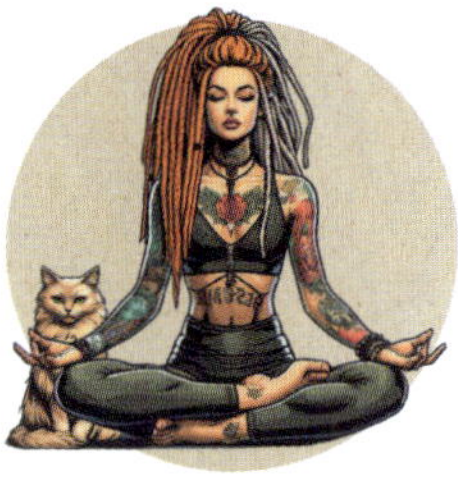

« Ces mini-pratiques ne remplacent pas une séance complète de yoga, mais elles en captent l'essence : cultiver la conscience de soi et du moment présent. Au milieu d'une journée surchargée, elles peuvent servir de bouffées d'air pour recharger tes batteries et soulager les tensions mentales. C'est ainsi qu'on comprend que le yoga ne s'arrête pas à la frontière du tapis : il s'intègre partout, même dans un quotidien ultra-rempli. »

Tuto : pour ne pas zapper ta routine

Il y a des jours où on enchaîne les rendez-vous, où on reçoit mille notifications, et où même prendre cinq minutes pour soi semble un luxe. Pourtant, c'est souvent dans ces moments qu'on a le plus besoin de sa pratique du yoga. Alors, comment éviter de mettre son tapis de côté quand la vie s'emballe ? Voici un petit tuto pour glisser habilement quelques instants de yoga dans ta journée, sans que ça devienne un casse-tête.

Organiser sans rigidité

Planifier un créneau « yoga »

Jette un œil à ton emploi du temps de la semaine : y a-t-il un matin où tu peux te lever dix minutes plus tôt ou une soirée où tu peux t'accorder un mini-*break* ? Bloque ce créneau, même s'il est court.

Faire preuve de souplesse

Si tu rates ta séance prévue (imprévu, fatigue, etc.), pas de panique. L'important, c'est de reporter ou d'en prévoir une autre, pas de te flageller.

Revoir ses attentes

Prioriser la régularité

Mieux vaut pratiquer un quart d'heure presque tous les jours que deux heures une fois par mois. Cette constance nourrit la mémoire corporelle et maintient un lien solide avec ta pratique.

Pas besoin de refaire un cours complet

Un enchaînement de trois ou quatre postures phares, accompagné d'une respiration profonde, peut déjà suffire à se réancrer et à chasser les tensions de la journée.

Les routines « nano-yoga »

Au lever

Avant même de quitter ton lit, prends quelques respirations conscientes ou fais un léger étirement (genoux ramenés contre la poitrine, par exemple). Ça réveille le corps en douceur.

Entre deux tâches

Tu peux caler une posture simple comme une flexion avant ou un équilibre sur la pointe des pieds, juste le temps de décompresser. L'idée, c'est d'en faire un petit rituel que tu répètes facilement.

Des rappels utiles

Ton téléphone comme assistant

Si tu as tendance à oublier tes pauses, programme une alarme discrète. Quand elle sonne, arrête-toi une minute pour respirer profondément ou pour te dégourdir les jambes.

Un Post-it ou un objet-clé

Place un mot doux (« Res-pi-re ») à un endroit où ton regard se pose souvent, ou garde un petit accessoire sur ton bureau (une pierre, un bracelet). Chaque fois que tu le vois, hop ! On se recentre.

Adapter son environnement

Se créer une mini-zone yoga

Pas besoin d'une salle entière. Un simple coin dans le salon ou même un recoin de chambre peut servir d'espace dédié. L'essentiel, c'est d'y avoir accès sans bouger un tas d'objets.

L'option « air libre »

Si tu as un balcon, un jardin, ou un parc à côté de chez toi, n'hésite pas à pratiquer dehors quand la météo s'y prête. Un peu de soleil ou d'air frais peut renforcer les bienfaits.

Écouter les signaux de fatigue

Varier l'intensité

Il y a des jours où tu es plein d'énergie : c'est l'occasion de déplier un *flow* plus dynamique. D'autres fois, un *yin* yoga doux ou une simple série d'étirements ciblés suffiront.

Éviter de se forcer

Si tu es épuisé, mieux vaut quelques respirations couché au sol qu'un enchaînement intensif qui risque de t'épuiser davantage. Apprendre à s'ajuster, c'est aussi rester fidèle à l'esprit du yoga.

Intégrer le yoga... au-delà des postures !

La conscience du moment

Marcher, manger, parler en pleine conscience : c'est déjà du yoga appliqué à la vie. Même sans dérouler ton tapis, tu peux cultiver l'attention et l'apaisement.

La respiration comme fil rouge

Chaque fois que tu sens la panique monter ou la fatigue t'envahir, reviens à ton souffle. Quelques secondes d'observation peuvent suffire pour calmer le mental et relâcher la tension.

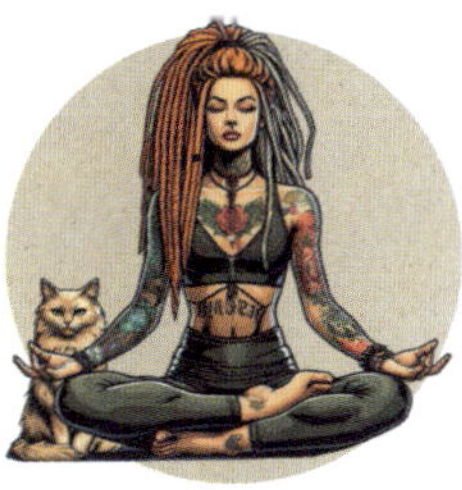

« Ne pas zapper sa routine yoga, ça ne signifie pas devoir pratiquer de manière draconienne. Il s'agit plutôt d'être ingénieux et flexible pour glisser des mini-séances ou des gestes conscients dans une vie qui bouillonne. Petit à petit, ces moments disséminés au fil de la journée finissent par créer un fil conducteur de sérénité, même quand l'emploi du temps est chargé à bloc. »

Chapitre 11

LE CHEMINEMENT PERSONNEL DANS LE YOGA

Conclusion

Arriver à la fin de ce livre, c'est un peu comme boucler un chapitre important… pour en ouvrir un nouveau. Le yoga, ce n'est pas un diplôme que l'on obtient après avoir coché toutes les cases « postures », « respiration » et « philosophie ».

C'est plutôt un itinéraire où chaque jour révèle ses petites découvertes et ses défis. Et quand on croit avoir tout compris, la vie nous surprend à nouveau, nous invitant à revisiter nos certitudes.

Un chemin infini

Ce qui fait la richesse du yoga, c'est qu'il n'a pas de fin. Même après des années de pratique, on peut encore ressentir de nouvelles sensations, s'apercevoir qu'on a un mouvement à peaufiner, ou encore découvrir une approche qui nous parle différemment. Cet aspect d'infinitude peut sembler vertigineux, mais il est aussi terriblement enthousiasmant : on ne s'ennuie jamais.

Être, plutôt que paraître

Au fil des pages, tu as peut-être saisi que la forme extérieure d'une posture importe moins que ta présence intérieure. C'est en cultivant la conscience de soi, la bienveillance et la régularité qu'on voit fleurir les vrais bienfaits : une meilleure gestion du stress, une plus grande stabilité émotionnelle, et surtout, une relation plus douce avec son propre corps.

Rester curieux

Il est facile de se reposer sur les acquis une fois qu'on sait dérouler un tapis et enchaîner quelques postures. Pourtant, le yoga prend tout son sens quand on garde l'envie d'explorer. Que ce soit à travers la lecture, la méditation, la découverte de nouveaux styles ou de nouveaux enseignants, il y a toujours quelque chose à apprendre. Chaque rencontre, chaque séance vient enrichir notre bagage intérieur.

Accueillir les hauts et les bas

Le chemin n'est pas toujours linéaire, ni rose. Il y a des périodes où l'on se sent pousser des ailes, et d'autres où la moindre posture semble peser une tonne. Ces fluctuations font partie du jeu. Elles nous rappellent que notre pratique est vivante, qu'elle évolue avec nos humeurs, notre âge, nos priorités. L'important, c'est de garder la porte entrouverte, même dans les jours plus difficiles.

Une conclusion… qui n'en est pas une !

Cette « fin » de livre marque surtout le début d'une aventure plus personnelle : la tienne. En parcourant ces chapitres, tu as récolté des pistes, des outils, des conseils. Le vrai travail, désormais, se déroule dans ton quotidien, sur et en dehors du tapis. Alors, poursuis, expérimente, et n'oublie pas de savourer la progression. C'est ton histoire qui s'écrit, un pas (ou un souffle) après l'autre.

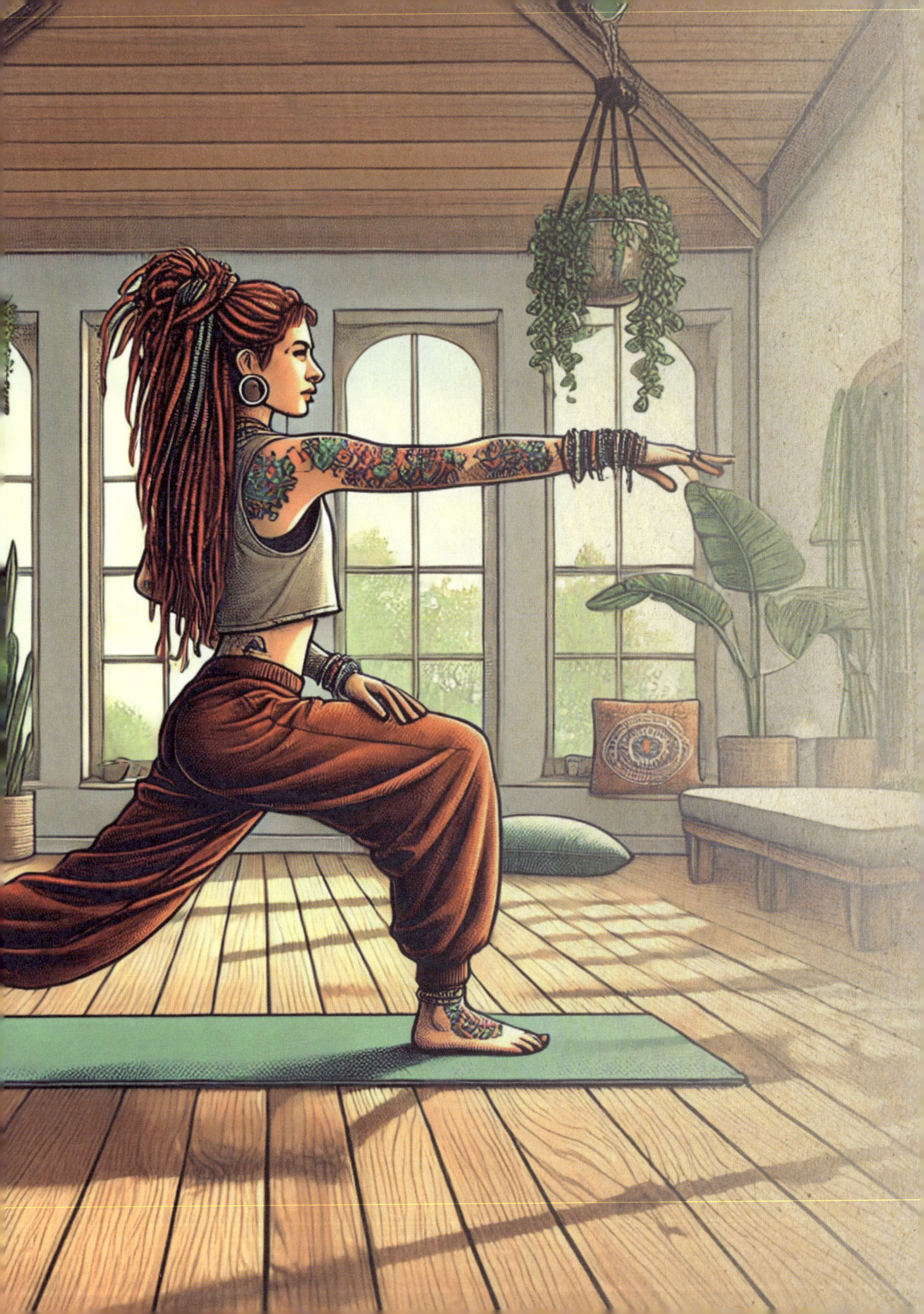

Annexe

POUR ALLER PLUS LOIN

PROGRAMME DE YOGA DÉBUTANT : UN JOUR, UNE PAGE

Voici un programme d'une semaine, pensé pour que tu puisses chaque jour prendre le temps de découvrir une nouvelle étape. Chaque séance est accessible *via* un QR code, te renvoyant vers une vidéo spécifique. Imprime ou garde chaque page à portée de main : tu pourras ainsi suivre ta progression, noter tes ressentis et avancer à ton rythme. Bonne découverte !

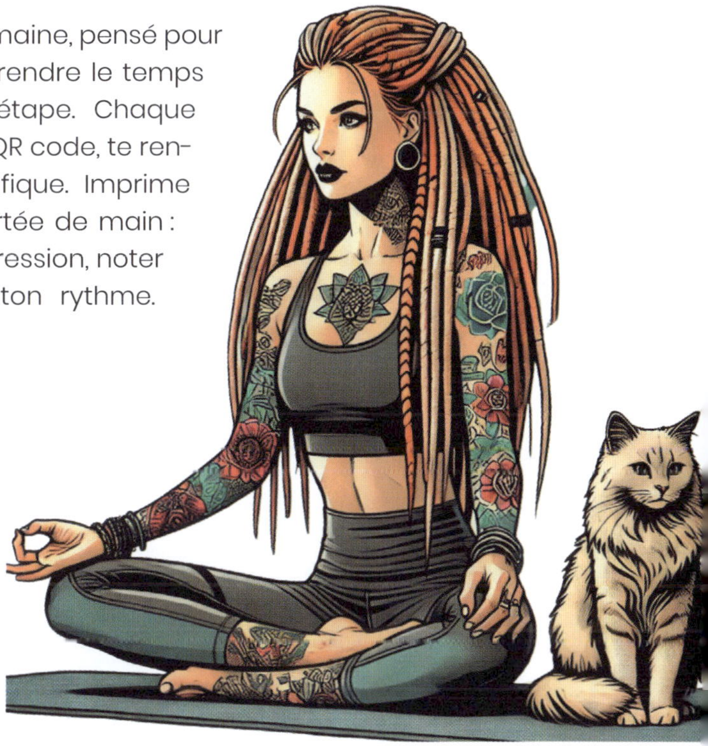

JOUR 1
UN NOUVEAU VOYAGE

Présentation

Cette première séance est une pratique de yoga douce et ancrée, idéale pour te familiariser avec les postures de base et la respiration consciente. C'est l'étape parfaite si tu commences ou si tu as simplement envie d'une approche lente et apaisante.

Ce que tu vas explorer

- Des étirements généraux pour « réveiller » ton corps en douceur.
- Des pauses pour revenir à ton souffle et ressentir l'effet de chaque posture.
- Un ancrage dans le moment présent, afin de poser les bases d'une belle aventure intérieure.

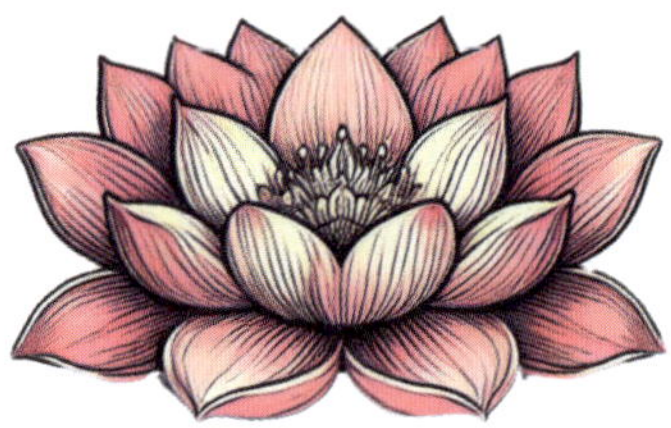

Objectifs de la journée

- Ouvrir ton corps progressivement.
- Te connecter à ta respiration.
- Installer un climat de confiance et de détente pour la suite du programme.

Tes mini-conseils

- Laisse-toi le temps : si une posture est trop intense, prends une variation plus simple ou fais une pause.
- Observe comment tu te sens avant et après la séance. C'est ta « ligne de départ » pour la semaine !

JOUR 2
MOUVEMENT ET RESPIRATION

Présentation

Poursuivons l'apprentissage amorcé lors de la première pratique. Cette deuxième séance est conçue pour créer un lien encore plus fluide entre le corps et le souffle. Elle reste douce et accessible, tout en approfondissant un peu plus la sensation d'unité dans tes mouvements.

Ce que tu vas explorer

- Des transitions plus longues pour synchroniser chaque mouvement avec une inspiration ou une expiration.
- Des postures simples axées sur la flexibilité.
- Un petit moment de relaxation finale pour te reconnecter à toi-même.

Objectifs de la journée

- Améliorer ta coordination corps-esprit.
- Approfondir ta détente, meme dans l'effort.
- Libérer les petites tensions accumulées depuis la veille.

Tes mini-conseils

- Concentre-toi sur la fluidité plutôt que sur l'ampleur de la posture. La douceur l'emporte sur la performance.
- Si tu le peux, pratique cette séance dans un endroit calme, en coupant tes notifications.

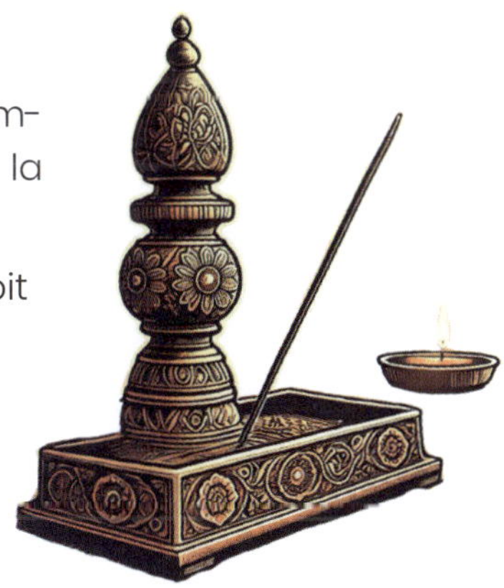

JOUR 3
POSTURES ALLONGÉES ET LÂCHER-PRISE

Présentation

Cette troisième séance met l'accent sur le relâchement, grâce à des postures principalement allongées. Elle est idéale pour libérer les tensions, apaiser le mental et développer une souplesse progressive. Son format court (environ 15 minutes) te permet de la glisser facilement dans ta journée.

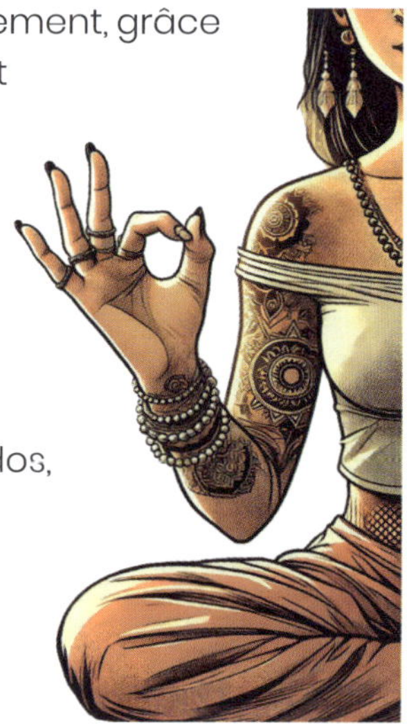

Ce que tu vas explorer

- Des postures réalisées au sol pour détendre le dos, les épaules et les hanches.
- Un moment pour « faire le vide » et te recentrer.
- Des transitions douces pour faciliter l'abandon progressif des tensions.

Objectifs de la journée

- Évacuer le stress et lâcher prise.
- Sentir l'allongement des muscles et l'apaisement du mental.
- T'offrir une courte parenthèse de repos dans un quotidien peut-être chargé.

Tes mini-conseils

- N'hésite pas à utiliser un coussin ou une couverture pour un meilleur confort.
- Reste à l'écoute de tes ressentis : si quelque chose te gêne, ajuste la posture ou fais une pause.

JOUR 4
BASES SOLIDES ET POSTURES DEBOUT

Présentation

Nous abordons aujourd'hui les postures debout, un pilier essentiel pour développer ta stabilité et ta force. Même si elles restent accessibles, ces postures demandent un certain engagement pour maintenir l'équilibre et renforcer le bas du corps.

Ce que tu vas explorer

- Des *asanas* (postures) qui sollicitent les jambes, les hanches et le centre du corps.
- Des principes d'alignement pour préserver tes articulations.
- Une approche en douceur, pour apprendre les fondations du yoga debout.

Objectifs de la journée

- Instaurer une sensation d'ancrage et de confiance.
- Travailler la stabilité, essentielle à une pratique saine et évolutive.
- Ressentir la force naissante dans tes muscles, tout en conservant une respiration fluide.

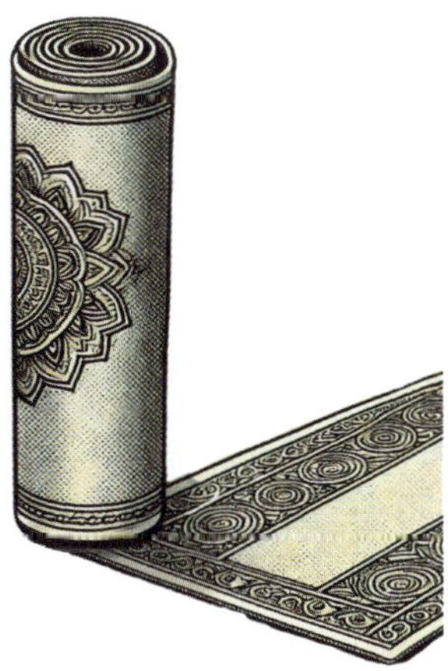

Tes mini-conseils

- Sois attentif à la position de tes pieds et de tes genoux.
- Respire profondément dans chaque posture pour maintenir la concentration et la sérénité.

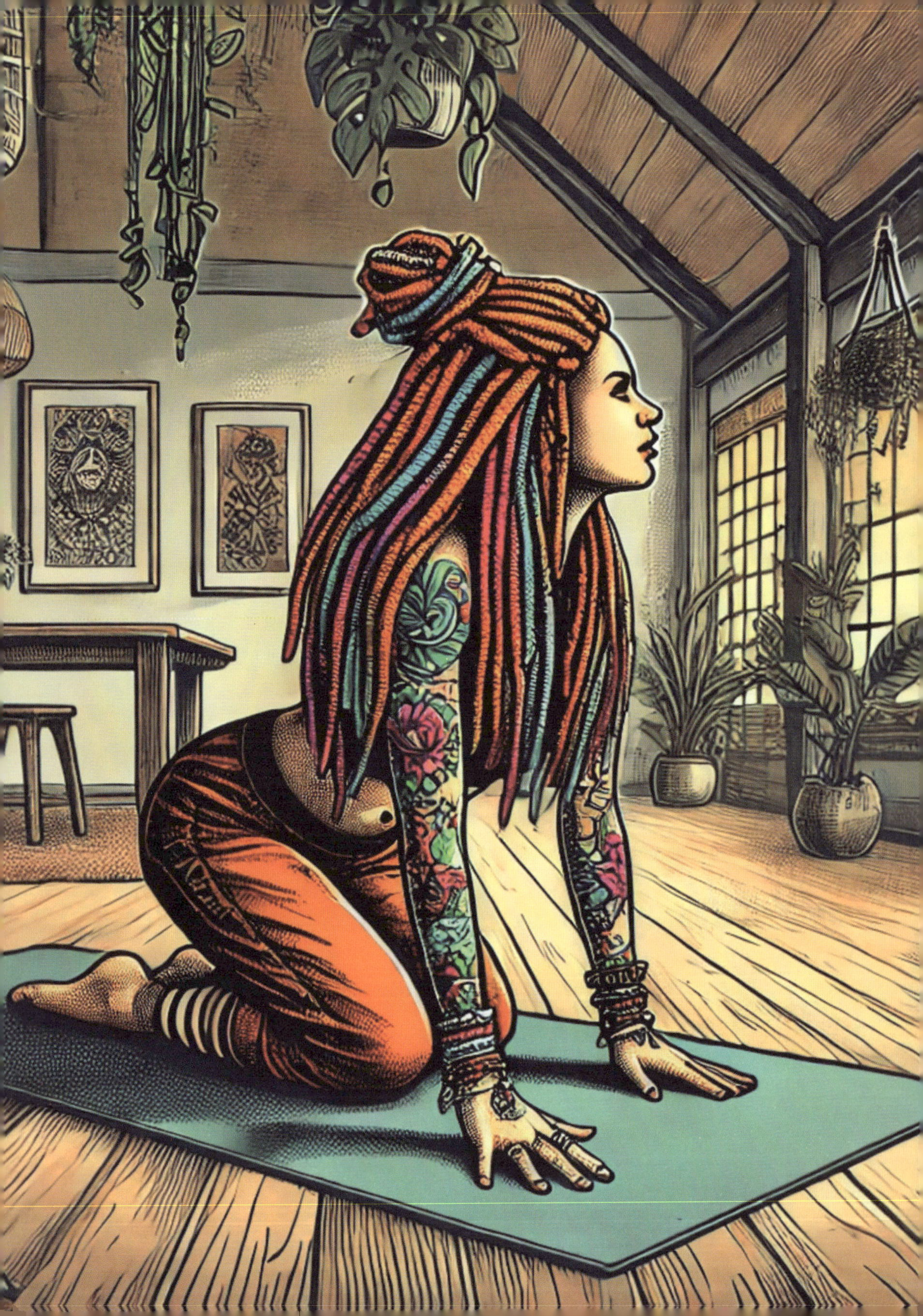

JOUR 5
OUVERTURE DU HAUT DU CORPS

Présentation

Dans cette cinquième séance, on se concentre sur le haut du dos, les épaules et les bras. L'idée est de créer plus d'espace pour favoriser une bonne circulation de l'énergie et évacuer les tensions physiques liées au stress ou à une posture statique (comme rester longtemps assis devant un ordinateur).

Ce que tu vas explorer

- Des postures qui étirent et ouvrent la cage thoracique.
- Des mouvements pour assouplir et soulager les épaules.
- Un travail doux, mais efficace, pour maintenir la mobilité du haut du corps.

Objectifs de la journée

- Libérer les muscles du haut du corps et apaiser ton mental.
- Prendre conscience de ta posture et rectifier les «mauvaises habitudes» (épaules voutées, cou crispé…).

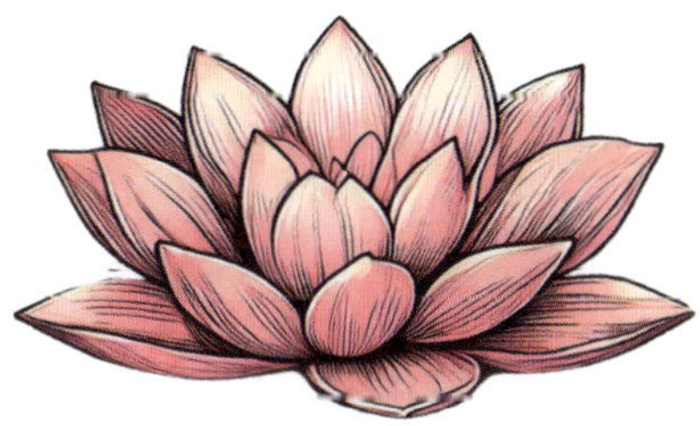

Tes mini-conseils

- Si tu sens des tensions prononcées, ajuste l'intensité des étirements.
- Pense à ta respiration : inspire en ouvrant la poitrine, expire en relâchant le stress.

JOUR 6
SOULAGER LE BAS DU CORPS

Présentation

Le bas du corps accumule souvent raideurs et courbatures, surtout si tu restes longtemps assis ou si tu fais beaucoup de sport. Cette séance cible spécifiquement les hanches, les ischiojambiers, les fessiers, les mollets et le bas du dos. Attends-toi à un effet « décompression » qui fait un bien fou !

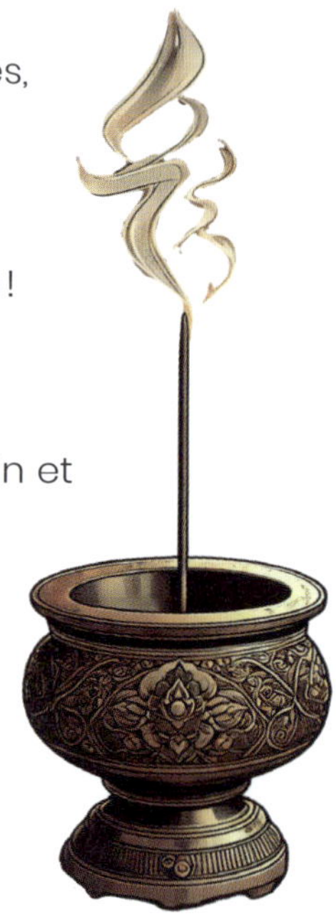

Ce que tu vas explorer

- Des postures d'étirement pour relâcher la zone du bassin et des jambes.
- Des variantes plus ou moins intenses selon ton niveau de souplesse.
- Une respiration profonde pour aider chaque muscle à se détendre.

Objectifs de la journée

- Apaiser les tensions accumulées dans le bas du dos et les jambes.
- Sentir l'espace qui se crée au fur et à mesure que tu libères tes muscles.
- Te recentrer et profiter d'un moment « régénérant ».

Tes mini-conseils

- Accepte tes limites : certains muscles peuvent être très raides au début. Vas-y pas à pas.
- Reviens toujours à ta respiration dès que tu sens la douleur ou la frustration apparaître.

JOUR 7
TROUVER TON *FLOW* ET FAIRE LE BILAN

Présentation

Dernière séance de ce programme : on y réunit toutes les notions vues au cours de la semaine (souffle, mouvement, postures de base). C'est l'occasion de ressentir un bel élan de fluidité et de réaliser à quel point tu as pu progresser, que ce soit dans la souplesse, la confiance ou la détente.

Ce que tu vas explorer

- Un enchaînement plus fluide, combinant les différentes zones du corps.
- Un moment de gratitude envers toi-même pour le chemin parcouru.
- Une courte méditation ou réflexion finale pour intégrer ces sept jours de pratique.

Objectifs de la journée

- Ressentir l'harmonie entre le corps et le souffle.
- Prendre conscience de tes nouvelles capacités, physiques et mentales.
- Clore la semaine de manière positive, tout en envisageant la suite de ton chemin yogique.

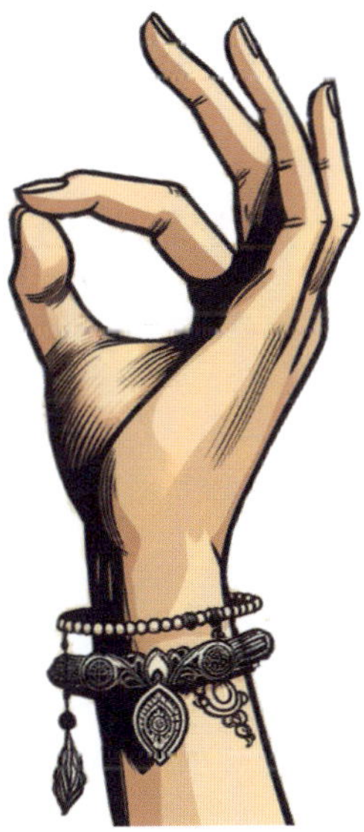

Tes mini-conseils

- Laisse-toi porter par le *flow*, sans viser la perfection technique.
- À la fin de la séance, prends quelques instants pour noter sur un carnet tes impressions générales de la semaine (tes sensations, tes avancées, ce qui reste encore un défi...).

APRÈS CETTE SEMAINE ?

Bravo, tu viens de boucler une belle immersion dans l'univers du yoga ! Si l'expérience t'a plu, pense à la prolonger en suivant des séances plus longues, en t'inscrivant à un studio ou en explorant d'autres styles (*vinyasa, yin, restorative…*). L'essentiel est de continuer à prendre soin de toi et de t'accorder des moments précieux pour ton bien-être.

Bon yoga !

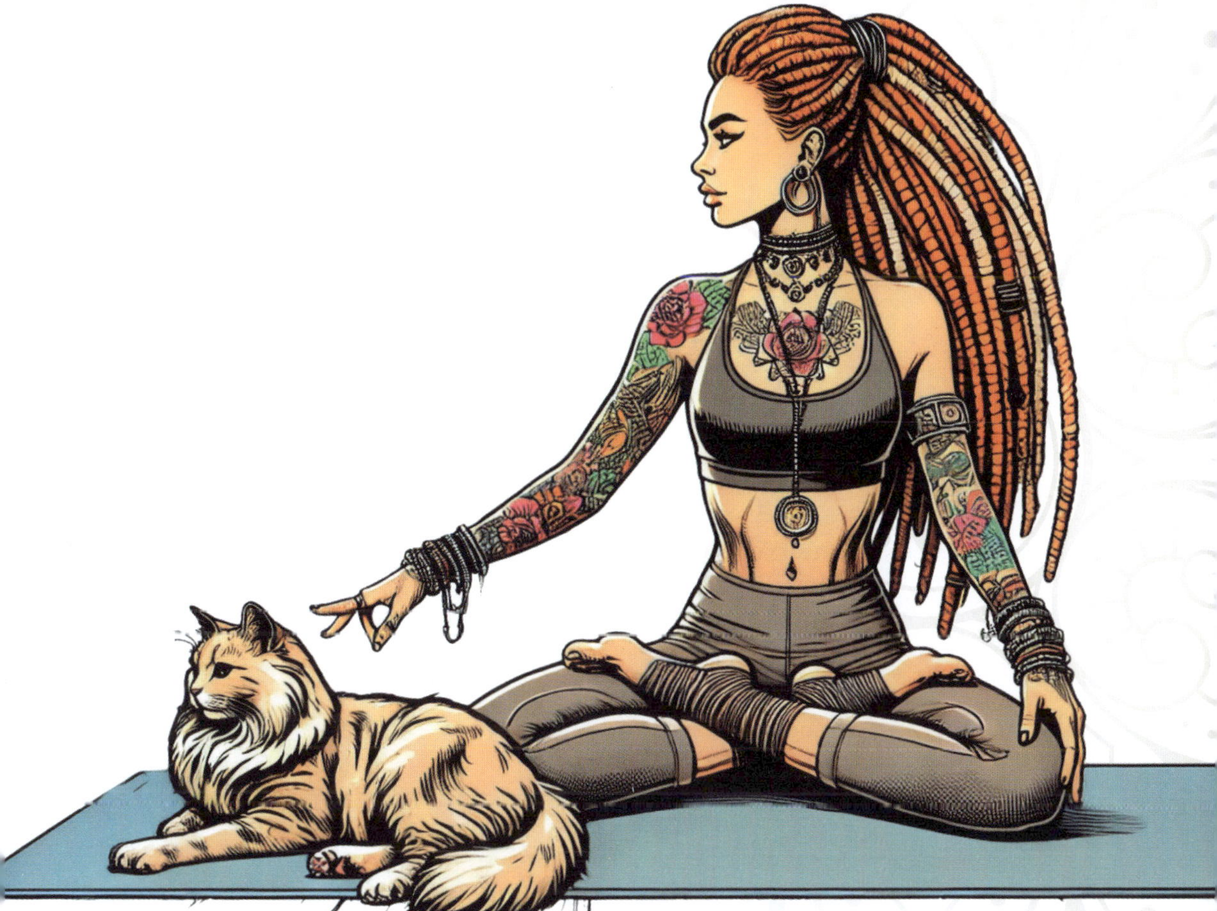

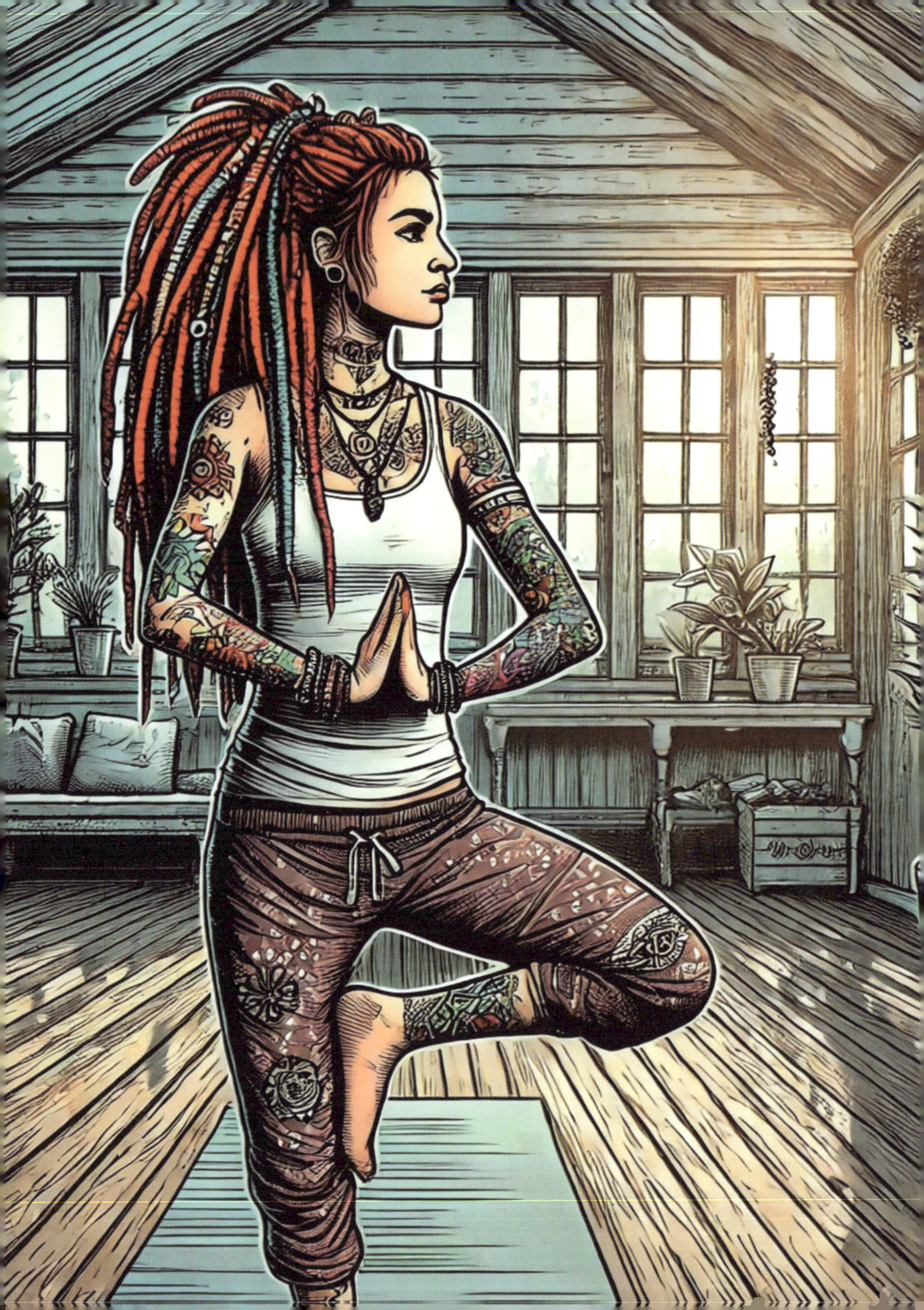

Que tes aspirations soient de calmer un mental agité, de prendre soin de ta santé, de nourrir ta curiosité ou tout ça à la fois, sache que le yoga est un compagnon fidèle, évoluant au même rythme que ta vie. Rappelle-toi que la richesse de ta pratique réside autant dans les petites victoires que dans les leçons tirées de tes erreurs. Quoi qu'il en soit, si tu devais retenir une chose de ce cheminement, c'est que le plus beau professeur, c'est toi, et ta capacité à écouter ce qui résonne en toi.

Bonne route.

Namaste !

With Love & Light
Julie

IN LOVING MEMORY

L.

Tu as illuminé mon chemin, sur le tapis et dans la vie,
par ta présence, ton courage et ton amour inconditionnel.
Ce livre est pour toi, en souvenir de tout ce que tu m'as transmis.

REMERCIEMENTS

À mes élèves, qui continuent de briller sur leur tapis et de m'éblouir chaque jour. Vous êtes la source inépuisable de mon inspiration et vous donner cours est un privilège qui m'anime profondément.

À mon papa, l'amour de ma vie, qui me pousse quotidiennement à donner le meilleur de moi-même et à rester droite dans mes pompes. Ton soutien et tes encouragements sont le moteur qui me fait avancer, coûte que coûte.

À ma petite sœur, mon souffre-douleur depuis sa naissance, dont je suis si fière et que j'aime de tout mon cœur. Merci d'avoir grandi à mes côtés et de m'avoir montré qu'on peut rire de tout, et même parfois de rien, tant qu'on le fait ensemble.

À mon éditrice, Sophia, merci pour ta patience à toute épreuve et ta folie créative de m'avoir proposé ce projet. Tu as cru en moi dès le premier jour, et cette confiance a donné vie à ces pages.

Parce que ce livre ne serait pas le même sans ton enthousiasme infaillible, un grand merci à toi, Cassandre, qui as pris ce projet à bras le corps et m'as inondée de retours positifs. Ton regard bienveillant et tes encouragements m'ont donné la force de poursuivre jusqu'au bout. Merci pour ta confiance et ta passion communicative !

À ma *Dream Team* Trédaniel : Léa, Hélène, Jordan. Ce qui a commencé comme une simple collaboration professionnelle s'est transformé en une belle relation, et vous êtes désormais si chers à mon cœur. Merci pour votre professionnalisme, vos idées et, surtout, vos sourires.

Et enfin, à mes *Gangsta Cats* : Halliwell, Shadow, Karma. Mes enfants poilus à quatre pattes, sans qui j'aurais sans doute terminé ce livre bien plus tôt... Mais dont la présence à mes côtés a rendu ce chemin tellement plus doux et chaleureux.

Sans oublier, un merci tout particulier à Damien, mon compagnon de crime, avec qui je partage tout, de la moindre idée farfelue jusqu'à la plus grande aventure. Tu es le soutien infaillible dans mes réussites comme dans mes doutes, et ta présence rend chaque instant plus doux et plus fun. Merci d'être là, tout simplement.

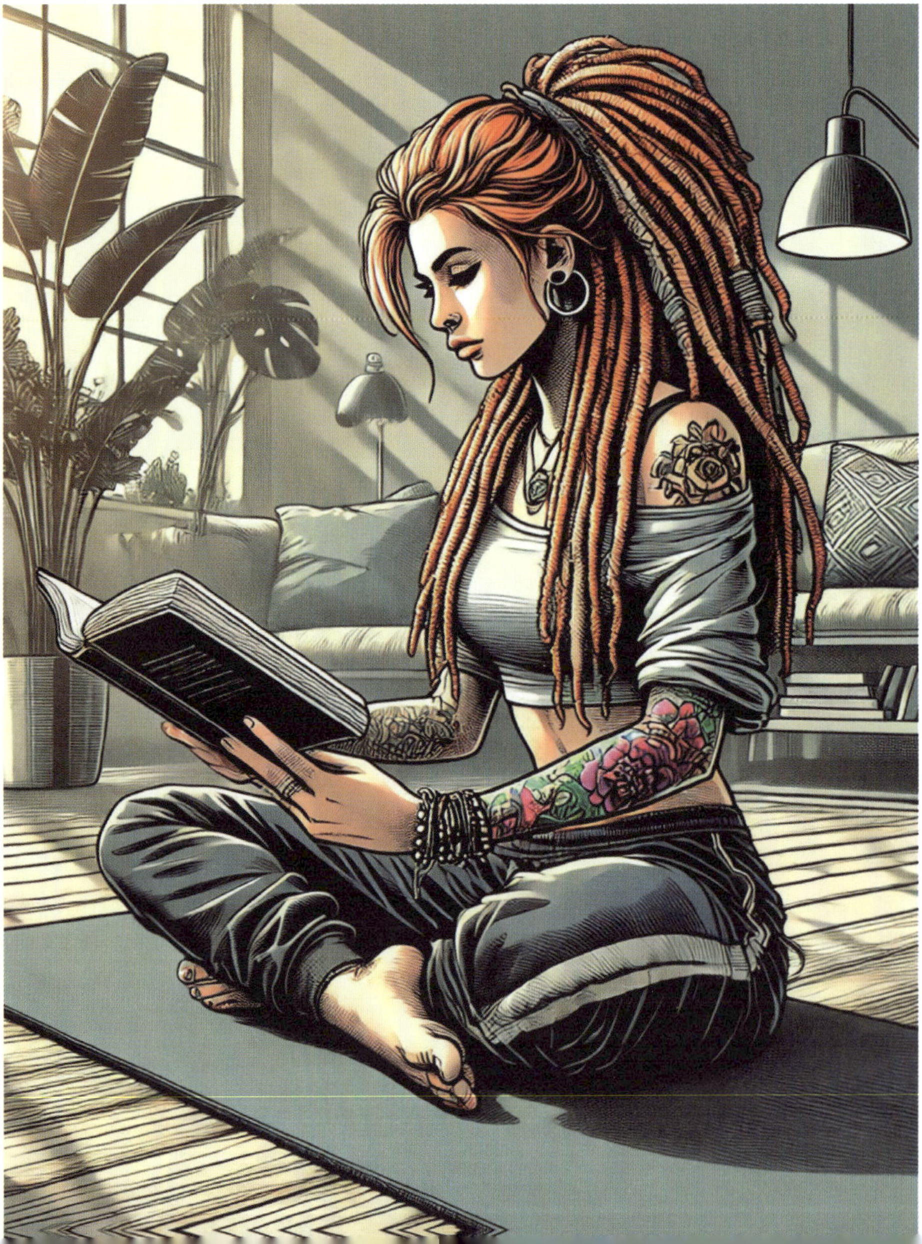

POUR ME RETROUVER

Envie de prolonger l'aventure et de rester en contact ?

Scanne le QR code ci-dessous et découvre :

- Mes réseaux sociaux : pour suivre mes partages, mes inspirations, et mes moments de vie.
- Mon studio de yoga en ligne : pour t'abonner et pratiquer avec moi à tout moment, où que tu sois.
- Ma chaîne YouTube : remplie de vidéos, de conseils, et de mini-séances accessibles à tous.
- Mes cours privés : pour réserver une séance personnalisée et approfondir ta pratique selon tes besoins spécifiques.

N'hésite pas à me rejoindre : c'est aussi grâce à toi que cette aventure prend tout son sens.

À très vite sur le tapis... ou ailleurs !

pca
cmb
édition pré-presse
livres numériques

44400 Rezé

Achevé d'imprimer en avril 2025
par Sepec-AGM en France.
Numéro d'impression : SA273152250403